护理专业学生综合实践能力培养系列教程

内科护理学
综合实践能力训练教程

NEIKE HULIXUE
ZONGHE SHIJIAN NENGLI XUNLIAN JIAOCHENG

主编 单 岩

郑州大学出版社

郑州

图书在版编目(CIP)数据

内科护理学综合实践能力训练教程/单岩主编. —郑州:郑州大学出版社,2020.1(2022.6 重印)
护理专业学生综合实践能力培养系列教程
ISBN 978-7-5645-6762-0

Ⅰ.①内… Ⅱ.①单… Ⅲ.①内科学-护理学-高等学校-教材 Ⅳ.①R473.5

中国版本图书馆 CIP 数据核字(2019)第 202882 号

郑州大学出版社出版发行
郑州市大学路 40 号　　邮政编码:450052
出版人:孙保营　　发行电话:0371-66966070
全国新华书店经销
郑州印之星印务有限公司印制
开本:787 mm×1 092 mm　1/16
印张:10.75
字数:254 千字
版次:2020 年 1 月第 1 版　　印次:2022 年 6 月第 3 次印刷

书号:ISBN 978-7-5645-6762-0　　定价:49.00 元

编审委员会名单

编委名单

主　编　单　岩

副主编　林蓓蕾　杨　瑾　袁　举

编　委　(以姓氏笔画为序)

王爱霞　郑州大学第一附属医院

申　莉　郑州大学护理与健康学院

刘石磊　郑州大学护理与健康学院

刘艳杰　郑州大学第一附属医院

刘腊梅　郑州大学护理与健康学院

李争艳　郑州大学第一附属医院

杨　瑾　郑州大学第一附属医院

林蓓蕾　郑州大学护理与健康学院

易景娜　郑州大学护理与健康学院

单　岩　郑州大学护理与健康学院

秦璐莹　郑州大学护理与健康学院

袁　举　河南省人民医院

袁　媛　郑州大学第一附属医院

席　芳　河南省人民医院

黄　峥　郑州大学第一附属医院

寇　洁　河南省人民医院

编写说明

为深入贯彻新时代高等教育"以本为本"、推进"四个回归"的政策精神，全面振兴护理本科教育，落实郑州大学"加强通识、夯实基础、强化实践、激励创新"的本科人才培养途径，在郑州大学出版社苗萱主任的倡议、鼓励和有力推进下，郑州大学护理与健康学院结合近年护理学专业教育发展的特点，针对"本科临床实践能力相对薄弱、临床思维训练不足"的问题，组织郑州大学护理学科中的骨干人才参与编写"护理专业学生综合实践能力培养系列教程"丛书，拟全方位改革实验实践教学体系，尽快提升护理专业学生、新入职护士的护理临床综合实践能力。

该丛书的编写得到郑州大学护理与健康学院、郑州大学第一附属医院、第二附属医院、第三附属医院、第五附属医院、郑州大学人民医院（河南省人民医院）、附属中心医院护理部领导及部分专科护士长们的大力支持，各位编委们认真讨论操作细节、案例编制，精心设计操作图片，为丛书出版付出大量心血。该丛书是郑州大学护理学科临床与教学团队的智慧结晶，也是信息技术与实验教学融合渗透发展的体现。经过多轮讨论，将临床最新护理技术操作流程编写到丛书中，并附上了评分标准。

本丛书最大的特色在于：设置案例引导学生建立临床科研思维模式，并依据教育部《护理专业教学质量标准》的要求，增加了护理研究综合实验设计内容，引导学生进阶式开展科研实践见习、实习反思。此外，依据前期对学生的实验实践教学现状调查及征求学生意见，将在校实训与校外实习、见习内容衔接，体现护理技术操作、临床思维训练"一本通"特点。因此，本丛书也可供在校生、在岗护理人员参考。

鉴于丛书编写时间短，参编人员精力有限，可能在具体编写过程中还有部分细节有纰漏，欢迎广大读者积极提出宝贵的修改建议，编委会全体成员将衷心感谢读者的关注，并愿意修订丛书，为促进郑州大学"双一流"高校建设做出应有贡献。

编委会

2019 年 8 月 28 日

前言

本书是丛书“护理专业学生综合实践能力培养系列教程”的其中一本。根据教育部倡导的教育教学改革精神，围绕高素质技能型紧缺护理人才的培养目标，推进创新教育，把握教学重点，突出临床特色，注重护生人文素质的培养，侧重解决临床护理中的实际问题，并反映当今护理的新理论、新方法和新技术，体现了“以人的健康为中心”的现代护理理念和整体护理的科学内涵。全书包括呼吸系统、循环系统、消化系统、泌尿系统、血液系统、内分泌与代谢性疾病及神经系统疾病患者的护理操作。按照实验学时、实验类型、学习目标、实验准备、情境案例、实验内容与步骤（案例讨论、学生分组、技能训练、评分标准、选择题及评判性思考）进行阐述。本书编写的目的在于能将临床开展的新技术介绍给广大护生，普及内科各种护理技术操作指南，规范护生内科护理操作的流程，对护生的临床内科护理知识和业务水平有一定的提高和指导作用。

本书系统完善，内容充实，结合实例，联系实际，凸显重点，前后呼应；重视社会学、人文学知识与护理学知识的结合；适合护理教育者，尤其是护理临床教学老师及实习生阅读，对广大护理科技工作者也是一本有价值的参考书。

我们衷心希望这本书将有助于临床护理的信息交流，促进内科护理专业人才培养，更好地为临床服务。本书在编写过程中得到了各方面大力支持，在此一并表示诚挚的感谢。本书全体编者都以高度认真负责的态度参与了工作，但因时间仓促和水平限制，内容不当之处难免。恳请各院校师生在使用本教材过程中，提出意见和建议，以求不断改进与完善。

单　岩

2019 年 11 月

目录

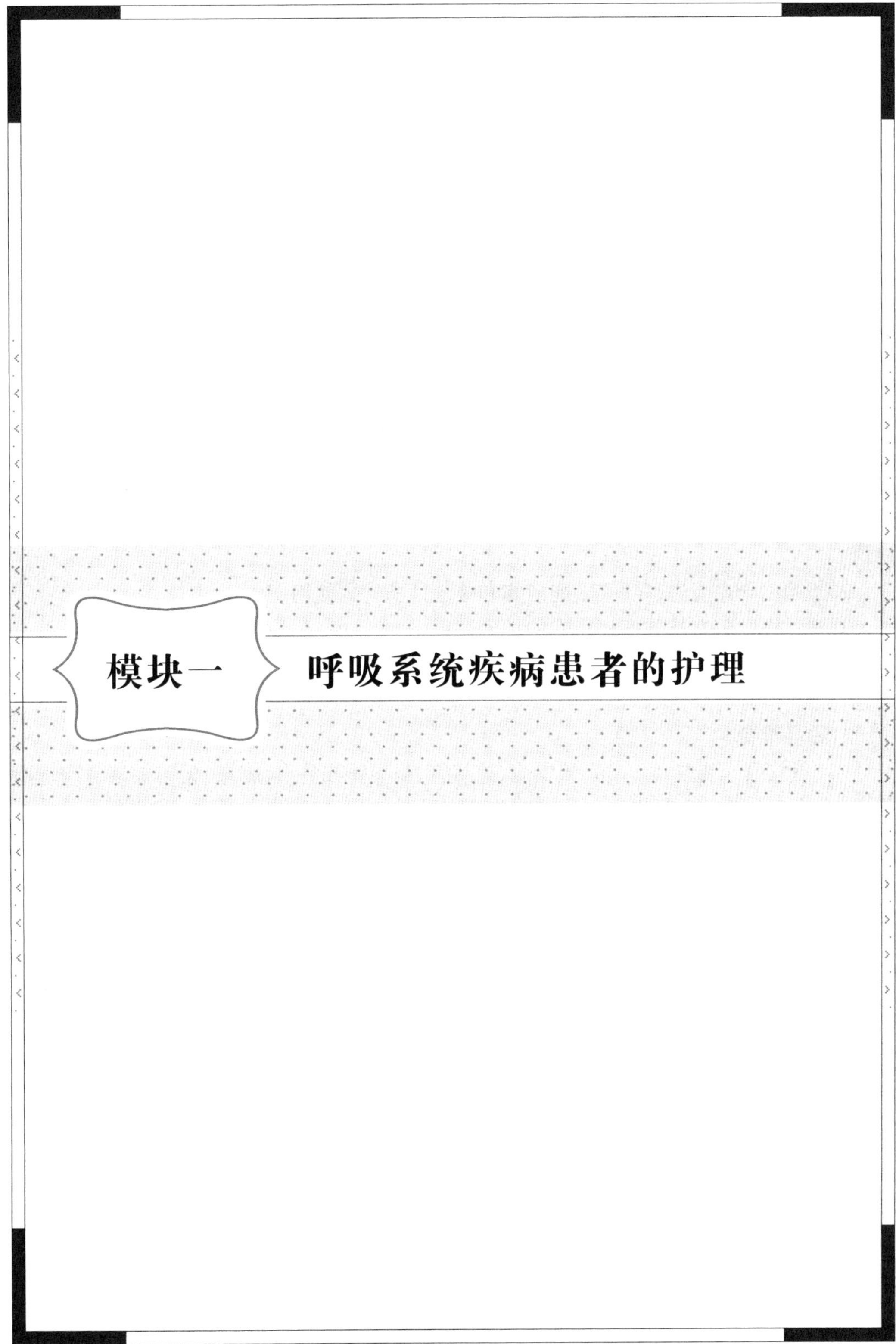

模块一　呼吸系统疾病患者的护理

项目一　慢性阻塞性肺疾病患者的护理

【实验学时】

3 学时。

【实验类型】

综合型实验。

【学习目标】

1. 能应用临床思维的方法对慢性阻塞性肺疾病呼吸衰竭患者进行护理评估，分析病情。

2. 正确指导患者进行呼吸功能锻炼和吸入性药物的使用。

3. 熟悉慢性阻塞性肺疾病患者的护理流程。

【实验准备】

1. 物品准备

(1)氧气吸入装置：治疗车、流量表、连接管、鼻导管或鼻塞、胶布、无菌棉签、纱布、湿化瓶(内盛1/3或2/3蒸馏水)，换药碗内盛温开水，吸氧记录卡。

(2)压缩雾化吸入机。

(3)吸入性药物。

(4)听诊器。

(5)各种操作流程表。

(6)静脉输液装置：注射器1 mL、2 mL、5 mL、20 mL各2个，输液器，输液贴，止血带，乙醇，碘酒或安尔碘，快速洗手液，污物碗，输液卡，输液治疗卡，砂轮；浸泡止血带的消毒液桶、利器盒、医疗垃圾袋或桶。抢救药：盐酸肾上腺素、地塞米松。

2. 学生课前准备　每个实验小班学生平均分成小组，10 ~ 15 人，选出组长 1 人。课前通过复习、查阅文献等小组学习强化慢性阻塞性肺疾病患者护理相关知识。

【情境案例】

李某，男性，71 岁，慢性咳嗽、咳痰伴喘息 40 余年，活动后气促 10 年，双下肢水肿 5 年，加重 1 周。患者于 40 年前感冒后出现咳嗽，咳白色黏痰，偶有黄痰，伴喘息。用“甲硝唑”“氨茶碱”等治疗后症状缓解。此后每遇受凉即复发，尤以冬季为甚，多持续 3 ~ 4 个月。10 年来患者咳嗽加重，并出现活动后气短、呼吸困难加重，活动耐力下降。5 年来出现活动后心慌、下肢水肿,伴腹胀、少尿,夜间不能平卧。经抗炎、平喘、利尿等治疗后症状好转。1 周前感冒后上述症状加重,咳黄色脓痰,口唇发绀,气短、喘憋加重,休息时也感呼吸困难,经上述治疗效果不佳。近 2 d 伴躁动不安,为进一步诊治而入院。既往否认高血压、冠心病等病史。有吸烟史 50 余年,每日 10 支左右,无毒物、粉尘接触史。无心脏病史。无特殊家族史。

身体评估:T 38.5 ℃,P 115 次/min,R 26 次/min,BP 130/85 mmHg(1 mmHg = 0.133 kPa)。神志清,端坐位,精神较差。口唇发绀,咽腔充血,球结膜水肿。颈静脉怒张,桶状胸,双肺触觉语颤减弱,叩诊过清音,双肺呼吸音低,呼气延长,闻及散在哮鸣音,双下肺闻及中等量中、小水泡音。心率 115 次/min,律齐,心界向左扩大,三尖瓣区可闻及 3/6 级收缩期杂音,肺动脉瓣第二音(P2)>主动脉瓣第二音(A2)。腹部柔软,无腹壁静脉曲张及胃、肠蠕动波。肝脏在右肋缘下 3 cm 处可触及,肝-颈静脉回流征阳性,叩诊移动性浊音阳性,双下肢凹陷性水肿。

实验室及其他检查:血白细胞总数 13.8×10^9/L,中性粒细胞 92.4%。红细胞沉降率 10 mm/h,肝功能正常。血钾 3.9 mmol/L,钠 132.9 mmol/L,氯 92.8 mmol/L。二氧化碳结合力为 29.3 mmol/L。血气分析:pH 值 7.29,$PaCO_2$ 70 mmHg,PaO_2 55 mmHg。胸片示膈肌低平,双下肺野布满絮状、斑点状阴影,肺纹理被掩盖,肺动脉段突出,右心室增大。肺功能:FEV_1/FVC 为 65%,FEV_1 占预计值 40%。心电图:肺性 P 波,电轴右偏,$RV_1+SV_5=1.3$ mV,aVR 呈 QR(Q/R>1)。超声心动图:右房、右室增大,右室前壁增厚约 10 mm,三尖瓣、肺动脉瓣回声增粗、反光强,开放可。多普勒可见三尖瓣中重度反流,肺动脉瓣轻中度反流(A/E>1)。

初步诊断:慢性阻塞性肺疾病;慢性肺源性心脏病;并发右心衰竭;Ⅱ型呼吸衰竭;肺内感染;水、电解质紊乱,酸碱失衡。

【实验内容与步骤】

一、案例讨论

1. 如何对患者进行护理评估?

2. 根据患者病情,如何制订护理方案?

3. 请模拟以下情境并分析问题。

情境一:患者在接诊时呼吸困难,烦躁。查体:端坐位,口唇发绀,球结膜充血,P 120 次/min,R 28 次/min,意识模糊,谵语。医嘱显示:急查动脉血气分析,持续低流量吸氧,氨茶碱 0.25 g+地塞米松 10 mg+10% 葡萄糖注射液 500 mL,静脉滴注;头孢噻肟钠 3.0 g+0.9% 氯化钠注射液 250 mL,静脉注射;洛贝林 3 mg,静脉注射;速尿 20 mg,静脉注射。

分析以下问题:

(1)患者发生了什么问题?如何进行抢救处理?

(2)团队成员如何分工协作?

情境二:患者经抢救呼吸较前平稳,但仍自觉呼吸费力、闷气、咳嗽、咳黄白色黏痰。

T 38 ℃,P 110 次/min,R 22 次/min,BP 130/85 mmHg,SpO_2 85%。动脉血气分析:pH 值 7.23;PaO_2 50 mmHg;PCO_2 80 mmHg;碱剩余(BE)5.3。证实Ⅱ型呼吸衰竭。医生开出医嘱,“灭菌注射用水 2 mL+布地奈德 2 mL”,压缩型雾化器雾化吸入,每日 2 次;舒利迭吸入,每日 2 次,每次 1 吸。

分析以下问题:

(1)此时护士应重点观察患者哪些症状?

(2)如何正确实施雾化吸入,指导患者吸入平喘药物?

情境三:住院第 5 天,患者痰量减少,自觉呼吸困难较前好转。T 36.5 ℃,P 90 次/min,R 18 次/min,BP 125/80 mmHg,血气分析显示:pH 值 7.42,$PaCO_2$ 45 mmHg,PaO_2 75 mmHg,SaO_2 92%。护士巡视病房时,患者家属询问护士:“护士,我爸的病平时要注意些什么?”

分析以下问题:

(1)此时护士如何回答患者家属的问题?

(2)如何正确指导患者进行缩唇呼吸运动、腹式呼吸运动及长期持续的家庭氧疗?

二、学生分组

每组选 5 名学生进行角色扮演,2 名护士,1 名患者,1 名患者家属,1 名医生。操作实施结束后学生代表发言,教师点评分析。

三、技能训练

(一)鼻导管吸氧

1. 评估

(1)核对患者信息。

护士:您好,您叫什么名字? 请让我看一下您的腕带。

(2)评估患者意识、呼吸,鼻腔有无出血、鼻黏膜有无糜烂,鼻中隔有无偏曲。

2. 准备

(1)患者准备:取合适体位。

(2)环境准备:环境安全,远离明火与热源。

(3)护士准备:着装规范,洗手。

(4)用物准备:吸氧装置(氧气流量表、湿化瓶)、一次性鼻导管、棉签、纱布、小药杯(内盛冷开水)、手电筒、用氧记录本。

3. 吸氧

(1)告知吸氧的目的及注意事项,取得患者的配合。

(2)连接吸氧装置:关流量表开关,将流量表与中心供氧终端连接,再连接湿化瓶(内盛 1/2 ~2/3 满湿化液)。

(3)清洁鼻腔:用棉签蘸清水清洁鼻腔。

(4)连接鼻导管:将鼻导管与氧气流量表连接,开流量表开关,将鼻塞没入温开水中,看是否有气泡冒出。

(5)调节氧流量:遵医嘱正确调节氧流量。

(6)插入与固定:将鼻导管轻轻插入患者鼻腔,并固定导管。

(7)记录与观察:记录用氧时间,观察缺氧情况是否好转。

护士:李大爷,吸氧有助于改善您缺氧的情况,缓解呼吸困难,氧气已经给您吸上了,这个氧流量是根据您的病情设定的,请不要随意调节,吸氧时,注意防火、防油、防震、防热,请您自己及家人都不要在病房内吸烟,医生会根据检查结果为您做下一步的治疗。

4. 停氧

(1)评估患者缺氧改善情况。

(2)向患者说明停止吸氧的理由。

(3)拔出鼻导管,清洁鼻腔。

(4)关流量表开关,分离鼻导管。

(5)取下流量表与湿化瓶。

5. 整理

(1)协助取舒适体位,整理床单位。

(2)分类处理用物。

(3)记录停氧时间。

6. 注意事项

(1)注意用氧安全,切实做好“四防”,即防震、防火、防热、防油。

(2)用氧前,应检查氧气装置有无漏气,氧气管是否通畅。

(3)使用氧气时,应先调好氧流量,再插鼻导管;停用氧气时,应先拔出鼻导管,再关氧流量;中途改变吸氧流量时,应先分离鼻导管,调整流量后再接上。

(4)用氧过程中,密切观察患者的缺氧症状是否改善。

(5)持续吸氧的患者,保持鼻腔和鼻导管的清洁与通畅。

(6)常用的湿化液有冷开水、蒸馏水。急性肺水肿患者可选用20%～30%的乙醇湿化。

(7)使用氧气筒给氧时,氧气筒外应悬挂“空”或“满”的标志。氧气筒内气体不可用尽,至少要保留5 kg/m^2的压力,以免灰尘进入筒内,再充气时引起爆炸。

(二)动脉血标本采集

1. 评估

(1)核对患者信息。

(2)评估患者意识、生命体征、氧疗情况。

(3)评估穿刺部位皮肤及动脉搏动情况。

护士:您好,您叫什么名字?请让我看一下您的腕带。

2. 准备

(1)患者准备:取合适体位,暴露穿刺部位。

(2)环境准备:环境整洁、宽敞、光线适宜。

(3)护士准备:着装规范,洗手、戴口罩。

(4)用物准备:肝素抗凝注射器或一次性使用动脉血样采血器、橡胶塞、手套、消毒液、棉签、化验单或条码。

3. 定位、穿刺

(1)向患者说明操作目的,取得患者配合。

护士:李大爷,根据医嘱需要给您抽动脉血做血气分析,这有利于判断您的病情并及时进行处理,请您配合。

(2)定位:选择合适的采血部位,首选桡动脉穿刺,于前臂掌侧腕关节上 2 cm 动脉搏动明显处。

(3)消毒:以穿刺点为中心,由内向外呈螺旋形消毒皮肤 2 遍,直径 5 cm 以上。

(4)戴无菌手套。

(5)穿刺:用示指触摸动脉博动最明显处,右手持针,与皮肤呈 45°~90°角进针。穿刺后不必抽吸,如确定进入动脉,血液可自行进入针筒内。

(6)待采集血量足够,拔出针头立即刺入橡皮塞,与空气隔绝。

(7)按压动脉穿处 5~10 min,以防出现局部血肿。

(8)双手搓动采血器或注射器,使肝素与血液混匀,防止凝血。

4. 整理

(1)记录患者的体温、吸氧浓度。

(2)协助取舒适体位,整理床单位。

(3)立即送检,宜在 30 min 内完成检验。

5. 注意事项

(1)严格执行无菌操作原则,预防感染。

(2)标本采集后应立即隔绝空气,以免影响检验结果的准确性。

(3)凝血功能障碍者穿刺后延长按压时间,至不出血为止。如为股动脉采血,嘱患者勿过早下床活动;如压迫止血无效可加压包扎。

(4)若患者有饮热水、洗澡、运动等情况,需休息 30 min 后再采血。

(5)标本采集后及时标识患者的体温和吸氧浓度,且在 30 min 内送检。

四、评分标准

见表 1-1。

表 1-1 慢性阻塞性肺疾病患者护理的评分标准

姓名:__________ 总得分:__________

评价内容	分值	技术实施要点	存在问题
1. 知识 (40 分)	1	慢性阻塞性肺疾病的概念	
	4	慢性阻塞性肺疾病的症状、体征、严重程度分级和病程分期	
	3	慢性阻塞性肺疾病实验室及其他检查结果	
	3	慢性阻塞性肺疾病的诊断要点、治疗要点	
	3	慢性阻塞性肺疾病所致"气体交换障碍"护理诊断的相关因素和护理措施	

续表 1-1

评价内容	分值	技术实施要点	存在问题
1. 知识 (40 分)	4	慢性阻塞性肺疾病患者的饮食护理、家庭氧疗和呼吸功能锻炼的指导	
	1	慢性肺源性心脏病的概念	
	4	肺、心功能代偿期和失代偿期的临床表现	
	4	慢性肺源性心脏病的 X 射线检查、超声心动图、心电图和血气分析的结果	
	3	慢性肺源性心脏病心力衰竭的治疗要点	
	3	慢性肺源性心脏病患者“体液过多”护理诊断的相关因素及护理措施	
	4	肺性脑病患者的观察与护理	
2. 能力 (40 分)	5	对患者进行资料收集(主动且完整介绍自己,正确说明评估目的,引导患者充分回答相关问题,对患者基本资料、现病史资料、既往史资料、家族史资料、心理-行为-社会资料收集完整)	
	5	对患者进行身体评估,正确洗手,用物准备齐全。检查内容主要包括:生命体征;面容表情;体位;意识;皮肤黏膜颜色;颈部血管;胸廓及肺部检查;心脏检查;腹部检查;脊柱及四肢检查。要求方法及动作正确,检查结果正确,并注意到患者反应及适时安慰,对检查结果能正确解释,且记录完整	
	7	动脉血标本采集(见基础护理学“动脉血标本采集”评分标准)	
	5	正确判断患者的护理问题,指出相关因素	
	7	确定护理方案,积极配合抢救:正确摆放体位;安慰患者;鼻导管吸氧(见基础护理学“鼻导管吸氧”评分标准);心电监护;建立静脉输液通路,遵医嘱用药;安慰患者;巡视及做好护理记录	
	5	指出病情观察的主要内容:发绀的程度,意识情况,动脉血气分析的变化,判断有无肺性脑病的征兆;患者的痰液量、颜色、性质及体温的变化,判断感染的控制情况;观察患者的呼吸频率、节律、幅度,有无间停呼吸、潮式呼吸;有无尿量减少、下肢水肿、心悸、腹胀等,判断有无右心衰竭的表现	
	6	对患者及家属进行健康指导: (1)疾病预防指导,戒烟,预防受凉 (2)疾病知识指导,制订个体化锻炼计划,正确指导患者腹式呼吸或缩唇呼吸训练等 (3)饮食指导,制订足够热量和蛋白质的饮食计划 (4)家庭氧疗指导,患者和家属做到:①了解氧疗的目的、必要性及注意事项。②注意安全。供氧装置周围严禁烟火,防止氧气燃烧爆炸。③氧疗装置定期更换、清洁、消毒。每天氧疗时间 10~15 h	

续表 1-1

评价内容	分值	技术实施要点	存在问题
3. 素质 (10 分)	5	能正确运用个体化沟通策略与技巧，语言规范，充分体现人文关怀理念	
	5	团队成员共同探讨情景设计，分工协作，平等尊重，互相帮助，配合默契，在规定时间内共同参与完成各项实验任务	
4. 提问 (10 分) (1 ~2 个问题)	5		
	5		
5. 总分	100		

五、选择题

1. 诊断呼吸衰竭的血气分析标准为(　　)
   A. $PaO_2<50$ mmHg，$PaCO_2>40$ mmHg　　B. $PaO_2<60$ mmHg，$PaCO_2>50$ mmHg
   C. $PaO_2<70$ mmHg，$PaCO_2>60$ mmHg　　D. $PaO_2<60$ mmHg，$PaCO_2<50$ mmHg
   E. $PaO_2<70$ mmHg，$PaCO_2>40$ mmHg
2. 慢性呼吸衰竭并发肺性脑病，不宜吸高浓度氧的主要原因是(　　)
   A. 防止引起氧中毒
   B. 缺氧不是主要的原因
   C. 高浓度氧可降低颈内动脉窦化学感受器的兴奋性
   D. 促使二氧化碳排出过快
   E. 诱发代谢性碱中毒
3. 呼吸衰竭患者的病情观察，下列哪项对发现肺性脑病先兆极为重要(　　)
   A. 皮肤及面部变化　　B. 神志与精神变化
   C. 呼吸变化　　D. 心率与血压变化
   E. 瞳孔变化
4. 患者，男性，50 岁，慢性支气管炎、肺气肿病史多年，于阵咳后突然出现呼吸困难，右胸刺痛，逐渐加重，最可能的原因是(　　)
   A. 急性心肌梗死　　B. 慢性支气管炎急性发作
   C. 气胸　　D. 支气管哮喘
   E. 胸腔积液
5. 呼吸困难的护理措施中，下列哪项不妥(　　)
   A. 取半卧位或坐位　　B. 保持呼吸道通畅
   C. 保持口鼻腔清洁　　D. 补充水分
   E. 一律给予氧气吸入
6. 指导肺气肿患者做腹式呼吸锻炼时，下列哪项不正确(　　)
   A. 取立位，吸气时尽力挺腹，胸部不动

B. 呼气时腹部内陷，尽量将气呼出

C. 吸与呼时间之比为 2 ∶ 1 或 3 ∶ 1

D. 用鼻吸气，用口呼气，要求深吸缓呼，不可用力

E. 每日锻炼 2 次，每次 10 ~ 20 min，每分钟呼吸保持在 7 ~ 8 次

7. COPD 包括哪些疾病（　　）

A. 慢性气管炎+慢性阻塞性肺气肿　　B. 上呼吸道感染+急性气管炎

C. 上呼吸道感染+急性支气管哮喘　　D. 慢性支气管炎+支气管扩张

E. 慢性支气管炎+Ⅱ型呼吸衰竭

8. 慢性支气管炎的诊断标准是（　　）

A. 长期反复发作的呼吸困难、肺部有干啰音

B. 咳嗽、咳痰或伴喘息，每年发病持续 3 个月，连续 2 年或以上，并排除其他心肺疾病

C. 长期咳嗽、咯血、胸痛、呼吸困难，伴低热、乏力、体重下降

D. 反复呼吸道感染，进行性呼吸困难，伴缺氧和二氧化碳潴留症状

E. 自动发病，咳嗽、咳脓痰、咯血、反复呼吸道感染

9. 诊断早期慢性肺心病的主要依据是（　　）

A. 长期支气管、肺癌病史　　B. 发绀

C. 高碳酸血症　　D. 肺动脉高压及右心室增大征象

E. 两肺干、湿啰音及肺气肿体征

10. 患者，男性，75 岁。既往患慢性阻塞性肺疾病 10 余年，吸烟史 20 余年，每日 3 ~ 5 支。近 3 d 来突然出现咳嗽、气促加重，皮肤潮红，多汗，眼球结膜水肿，收治入院后给予氧疗。治疗期间外出受凉感染后出现咳嗽加重，痰液量增多且黏稠，不易咳出，出现昼睡夜醒，头痛烦躁，神志恍惚。护士巡视中发现患者神志淡漠，考虑该患者出现了下列哪种情况（　　）

A. 呼吸性碱中毒　　B. 痰液阻塞

C. 肺性脑病先兆　　D. 休克早期

E. 心搏骤停

六、选择题答案

1. B　2. C　3. B　4. C　5. E　6. C　7. A　8. B　9. D　10. C

七、评判性思考

张某，男，68 岁。以“咳痰 30 年、气短 8 年、下肢水肿 2 年、加重 6 d”为主诉入院。30 年前开始每遇冬季咳嗽、咳白痰，晨起明显，8 年前出现气短，2 年前间断下肢水肿，6 d 前加重并发热，吸烟 40 年，每日 30 支。

查体：T 38.5 ℃，P 120 次/min，R 28 次/min，BP 130/75 mmHg。口唇发绀，球结膜充血，颈静脉怒张，桶状胸，肺部语颤减弱，叩诊呈过清音，听诊两肺呼吸音低，呼气延长，可闻及干、湿啰音。心率 120 次/min，心音遥远、低钝，P_2亢进。肝大，肋下 3 cm，肝-颈静脉

回流征阳性,双下肢凹陷性水肿。

辅助检查:胸片示右下肺动脉横径 20 mm,肺动脉段 6 mm,肺动脉圆锥高度 10 mm,右心室扩大。心电图:①肺性 P 波;② $RV_1+SV_5=1.23$ mV;③重度顺钟向转位。

分析以下问题:

(1)请列出该患者可能的医疗诊断。

(2)应如何指导患者进行呼吸功能锻炼?

(3)列出并完成 3 项护理操作。

(单　岩)

项目二　支气管哮喘患者的护理

【实验学时】

3 学时。

【实验类型】

综合型实验。

【学习目标】

1. 了解支气管哮喘的病因、鉴别诊断。
2. 掌握支气管哮喘的指征和哮喘大发作时的抢救措施。
3. 正确指导哮喘患者生活中如何进行管理。

【实验准备】

1. 物品准备

(1)氧气吸入装置:治疗车、流量表、无菌棉签、纱布、湿化瓶(内盛蒸馏水 1/3 或 1/2 满)、连接管、鼻导管或鼻塞、胶布、吸氧记录卡。

(2)压缩雾化吸入器及雾化装置。

(3)吸入性药物。

(4)静脉输注装置及所用药品:1 mL、2 mL、5 mL、20 mL 注射器各 2 个,输液器 2 个,输液贴,止血带,安尔碘,快速洗手液,输液卡,砂轮,利器盒,医疗垃圾桶。

(5)急救车。

2. 学生课前准备　每个实验小班学生平均分成小组,10 ~ 15 人,选出组长 1 人。课前通过复习、查阅文献等小组学习强化哮喘发作患者急救处理的相关知识。

【情境案例】

王某,女性,35 岁,9 年前因装修新居接触油漆后感咽部不适,继而咳嗽、气喘,经治疗后缓解。此后,接触油漆、汽油、煤油等即诱发气喘。春、秋季节易发作,使用支气管解痉剂后迅速缓解。非发作期心肺功能如常人。曾做支气管舒张试验,吸入沙丁胺醇 200 μg 15 min 后,第一秒用力呼气量(FEV_1)增加 21%。2 d 前曾患上呼吸道感染,继而咳嗽、咳黄痰,发热 38.5 ℃,并逐渐出现气喘,不能平卧,遂入我院治疗。既往否认高血压、冠心病等病史。年幼时有皮肤湿疹,无烟、酒嗜好,母亲有哮喘病,职业无特殊。

体格检查:T 38.5 ℃,P 104 次/min,R 27 次/min,BP 135/90 mmHg。神志清,端坐

位,气促状,呼气性呼吸困难,口唇发绀,额部微汗,颈软,颈静脉无怒张,胸廓无畸形,叩诊过清音,双肺呼吸音低,闻及广泛哮鸣音,两肺底细湿啰音。心浊音界未扩大,心率104 次/min,律齐,各瓣膜区未闻及病理性杂音。腹部柔软,无腹壁静脉曲张及胃、肠蠕动波。肝肋下未触及,双下肢无水肿。

辅助检查:血白细胞总数 11.6×10^9/L,中性粒细胞 0.86,淋巴细胞 0.14,血红蛋白126 g/L。胸片:两肺纹理增多。肺功能:FEV_1/FVC、V_{75}、V_{50}、V_{25}中度下降,MMEF 重度下降,支气管舒张试验阳性。心电图:正常。

初步诊断:支气管哮喘。

【实验内容与步骤】

一、案例讨论

1. 患者初入病房,应为其准备哪些医用装置?
2. 根据患者病情,如何进行入院宣教?
3. 请模拟以下情境并分析问题。

情境一:患者在接诊时呼吸困难,端坐位,口唇发绀,T 38.5 ℃,P 104 次/min,R 27 次/min。医嘱显示:吸氧 3 ~4 L/min,心电监护,氨茶碱 0.2 g+0.9% 氯化钠注射液100 mL,静脉滴注;甲基强的松龙 40 mg,静脉注射,沙丁胺醇气雾剂 200 μg 经口吸入。

分析以下问题:

(1)患者发生了什么问题? 如何进行抢救处理?

(2)所用操作是否正确,团队协作是否协调有序?

情境二:患者经抢救呼吸较前平稳,但仍自觉呼吸困难,闷气,咳嗽、咳黄色黏痰。T 38 ℃,P 100 次/min,R 22 次/min,BP 129/88 mmHg,SpO_2 88%。询问病史及辅助检查后,确诊为支气管哮喘急性发作,医生开出医嘱,乙酰半胱氨酸溶液 3 mL+爱全乐 2 mL+普米克令舒 4 mL,雾化吸入,每日 2 次;头孢哌酮钠舒巴坦钠 3.0 g+0.9% 氯化钠注射液100 mL,静脉滴注,每日 2 次;盐酸氨溴索注射液 4 mL,静脉注射,每日 2 次;舒利迭吸入,每日 2 次,每次 1 吸。

分析以下问题:

(1)此时护士应重点观察患者哪些症状?

(2)如何正确实施雾化吸入,指导患者吸入平喘药物?

情境三:经过 1 周积极治疗,患者痰量明显减少,呼吸困难症状较前明显好转。T 36.5 ℃,P 84 次/min,R 21 次/min,BP 120/70 mmHg,SaO_2 96%。遵医嘱准备出院,患者家属询问护士:“护士,我妻子的病平时要注意些什么,吸入剂要长期使用吗? 如何监测病情?”

分析以下问题:

(1)此时护士如何回答患者家属的问题?

(2)如何正确指导患者避免哮喘发作的诱因及正确规律地应用吸入剂,如何应用峰流速仪进行居家病情监测?

二、学生分组

每组选 5 名学生进行角色扮演,2 名护士;1 名患者;1 名患者家属;1 名医生。操作实施结束后学生代表发言,教师点评分析。

三、技能训练

(一)吸入剂的使用

1. 评估

(1)核对患者信息。

护士:您好,您叫什么名字? 请让我看一下您的腕带。

(2)评估患者意识、呼吸、口腔。

2. 准备

(1)患者准备:取合适体位。

(2)环境准备:环境安全。

(3)护士准备:着装规范,洗手。

(4)用物准备:吸入剂(如沙丁胺醇气雾剂)。

3. 操作要点

(1)告知患者应用此吸入剂的目的及注意事项,取得患者的配合。

(2)检查吸入剂的装置及剩余药量。

(3)轻轻挤压盖边,移开咬嘴的盖,手握气雾剂,检查附着在吸入器的内外侧包括咬嘴盖上的松散物质,并用力摇匀,确保任何松散物质被弃去且吸入器内物质被充分混合。

(4)轻轻地呼气直到不再有空气可以从肺内呼出。

(5)将咬嘴放进口内,并合上嘴唇含着咬嘴,在开始通过口部深深地、缓慢地吸气的同时,马上按下按钮将药物释出,并继续吸气。

(6)屏息 10 s 或在没有不适的感觉下尽量屏气久些,然后才缓慢地呼气。

(7)彻底清洁口腔,饮用温开水约 100 mL。

(8)记录与观察:记录吸入药物的时间,观察呼吸困难情况是否好转。

4. 整理

(1)协助取舒适体位,整理床单位。

(2)分类处理用物。

5. 注意事项

(1)吸气时上下牙咬住,舌头放平。

(2)吸入药物时尽量采取立位或端坐位。

(3)吸入药物结束后,务必彻底漱口,多饮温开水,防止口腔真菌感染。

(4)若用干粉吸入剂,对于哮喘严重者、小孩或老人吸入力气小,可重复上述步骤一次,以防药物剂量达不到而影响效果。

（二）窒息的应急预案

1. 评估

（1）评估患者发生窒息的原因。

（2）评估患者的意识、生命体征。

2. 准备

（1）患者准备：取平卧位，头偏向一侧。

（2）环境准备：环境安全，周围无障碍物。

（3）用物准备：呼吸机、吸引器、气管插管、气管切开包等抢救物品及急救药品。

3. 急救流程

（1）评估原因，若心搏停止，立即行心肺复苏术，同时通知医生。

（2）将患者头偏向一侧，清理口鼻异物，防止分泌物吸入气管。

（3）保持呼吸道通畅，必要时进行气管插管或气管切开。

（4）使用糖皮质激素、沙丁胺醇气雾剂，解除支气管痉挛。

（5）应用心电监护，密切观察意识、瞳孔、生命体征、皮肤、黏膜颜色及血氧饱和度。急查血气分析、血生化等。

（6）建立静脉输液通道，遵医嘱给予急救药物、补液。

（7）观察药物疗效、血气结果，调整用药及氧流量，如果发生呼吸衰竭，备好呼吸机，配合进行机械通气治疗。

（8）持续监测生命体征变化，做好抢救记录及心理护理。

4. 整理

（1）协助患者取舒适体位，整理床单位。

（2）医疗垃圾分类处理。

（3）洗手，记录。

5. 注意事项

（1）抢救过程中，及时告知家属患者病情变化，抢救记录于抢救结束后 6 h 内据实补录。

（2）患者若在病房外发生窒息，就地抢救，运送至病床的过程中不中断抢救。

（3）做好心理护理，减轻患者及家属的焦虑、烦躁、紧张的情绪。

（三）压缩雾化吸入技术

1. 评估

（1）核对患者信息。

护士：您好，您叫什么名字？请让我看一下您的腕带。

（2）评估患者意识，呼吸，痰液情况，雾化吸入原因，面部、口腔有无异常，过敏史。

2. 准备

（1）患者准备：取合适体位。

（2）环境准备：环境安全，远离明火与热源。

（3）护士准备：着装规范，洗手。

（4）用物准备：雾化机器，按医嘱备药。

3. 操作要点

（1）告知患者雾化的目的及注意事项，取得患者的配合。

（2）将雾化器插头插入床头插座，雾化管道与雾化器相连接，检查连接管路无打折，无松动，药液置入雾化容器内，协助患者含住口含嘴或面罩罩住口鼻，嘱患者经口缓慢深吸气，经鼻呼气至药液全部雾化完毕，注意观察患者反应。

（3）治疗完毕取下口含嘴或面罩，关闭雾化器开关。

（4）协助患者进行多次彻底漱口，并协助其多饮温开水约 100 mL。

（5）擦干患者面部，协助取舒适卧位，整理床单位。

（6）清理用物，洗手。

（7）记录与观察：记录雾化时间，观察患者情况是否好转。

4. 注意事项

（1）激素类药物雾化后及时清洁口腔及面部。

（2）如雾化过程中出现呼吸困难、发绀等，应暂停雾化吸入，给予吸氧，及时通知医生。

（3）操作方法正确、熟练，雾量大小适宜。

（4）用后物品处理符合要求。

四、评分标准

见表 1–2。

表 1–2　支气管哮喘患者护理的评分标准

姓名：__________　　　　总得分：__________

评价内容	分值	技术实施要点	存在问题
1. 知识（40 分）	1	支气管哮喘的概念	
	4	哮喘的诱因、先兆症状、临床表现	
	3	哮喘的实验室检查	
	3	哮喘的诊断要点、治疗要点	
	3	哮喘所致“气体交换受损”的相关因素和护理措施	
	3	哮喘患者“焦虑”护理诊断的相关因素和护理措施	
	4	哮喘患者的一般环境卧位护理、用药指导和病情监测	
	4	哮喘持续状态的判断、紧急处理措施	
	1	呼吸衰竭的定义	
	4	呼吸衰竭的临床表现、主要实验室检查	
	3	呼吸衰竭的诊断要点、分类和治疗要点	
	3	呼吸衰竭患者“急性意识障碍”护理诊断的相关因素及护理措施	
	4	呼吸衰竭患者的家庭氧疗和呼吸功能锻炼的指导	

续表 1-2

评价内容	分值	技术实施要点	存在问题
2. 能力（40 分）	5	对患者进行资料收集（主动且完整介绍自己，正确说明评估目的，引导患者充分回答相关问题，对患者基本资料、现病史资料、既往史资料、家族史资料、心理-行为-社会资料收集完整）	
	5	对患者进行身体评估，正确洗手，用物准备齐全。检查内容主要包括：生命体征；呼吸节律及频率；体位；意识；皮肤黏膜颜色；胸廓及肺部检查；心脏检查；腹部检查；脊柱及四肢检查 要求方法及动作正确，检查结果正确，并注意患者的反应及适时安慰，对检查结果能正确解释，且记录完整	
	5	正确判断患者的护理问题，指出相关因素	
	7	根据所问病史及检查的阳性体征，正确判断所患疾病名称	
	7	确定护理方案，积极配合抢救：正确摆放体位；安慰患者；鼻导管吸氧（见基础护理学“鼻导管吸氧”评分标准）；动脉血气分析；心电监护；建立静脉输液通路，遵医嘱用药；安慰患者；巡视及做好护理记录	
	5	指出病情观察的主要内容：有无哮喘发作先兆；发绀的程度，意识情况，动脉血气分析的变化，判断是否发生呼吸衰竭；观察患者的呼吸频率、节律、幅度，发作持续时间及发作时是否伴有哮鸣音、四肢厥冷、脉速等；有无诱因及并发症，判断有无支气管痉挛引发窒息	
	6	对患者及家属进行健康指导： (1)疾病预防指导，戒烟，预防受凉，避开变应原 (2)疾病知识指导，制订个体化锻炼计划，正确指导患者呼吸功能锻炼 (3)饮食指导，制订含有足够热量和蛋白质的饮食计划 (4)指导患者正确规律应用吸入剂 (5)指导患者应用峰流速仪进行居家监测病情	
3. 素质（10 分）	5	能正确运用个体化沟通策略与技巧，语言规范，充分体现人文关怀理念	
	5	团队成员共同探讨情景设计，分工协作，平等尊重，互相帮助，配合默契，在规定时间内共同参与完成各项实验任务	
4. 提问（10 分）（1～2 个问题）	5		
	5		
5. 总分	100		

五、选择题

1. 主要作用于 β_2 肾上腺素能受体的支气管解痉药是(　　)
A. 肾上腺素　B. 异丙基肾上腺素
C. 氨茶碱　D. 麻黄素
E. 沙丁胺醇
2. 引起支气管哮喘发作和反复发作的最重要的因素是(　　)
A. 遗传因素
B. 支气管黏膜下迷走神经感受器敏感
C. β 受体功能低下
D. 气道变应性炎症
E. 支气管平滑肌舒缩神经功能失调
3. 支气管哮喘发作时以下护理措施不妥的是(　　)
A. 限制水分摄入　B. 半坐位
C. 防止患者坠床　D. 禁用吗啡
E. 吸氧
4. 支气管哮喘长期反复发作,最常见的并发症是(　　)
A. 上呼吸道感染　B. 肺结核
C. 阻塞性肺气肿　D. 肺不张
E. 自发性气胸
5. 支气管哮喘典型的临床表现是(　　)
A. 反复发作性伴有哮鸣音的呼气性呼吸困难
B. 胸闷　C. 干咳
D. 胸痛　E. 咯血
6. 下列哪项不是氨茶碱的不良反应(　　)
A. 恶心、呕吐　B. 头晕、头痛
C. 心悸及心律不齐　D. 腹痛
E. 黑便
7. 雾化吸入后要漱口的原因是(　　)
A. 湿化口腔　B. 避免口腔二重感染
C. 口渴　D. 保持干净
E. 保护牙齿
8. 属于糖皮质激素类药物的是(　　)
A. 布地奈德　B. 可必特
C. 沙丁胺醇　D. 乙酰半胱氨酸
E. 左克
9. 雾化吸入法的目的不包括(　　)
A. 解除支气管痉挛　B. 稀释痰液

C. 湿化呼吸道　　D. 治疗肺癌

E. 抗炎

10. 血氧饱和度监测报警低限设置为多少,应注意观察监测结果,发现异常及时报警(　　)

A. 80%　　B. 90%

C. 92%　　D. 95%

E. 100%

11. 缺氧程度的判断正确的是(　　)

A. 轻度,SaO_2>80%,轻度发绀　　B. 重度,SaO_2>60%,发绀呼吸困难

C. 中度,SaO_2<80%,三凹征昏迷　　D. 轻度,SaO_2>80%,三凹征昏迷

E. 重度,SaO_2>60%,轻度发绀

12. 常用吸入剂分哪几种(　　)

A. 定量气雾剂吸入　　B. 干粉吸入

C. 雾化吸入　　D. 以上都对

E. 以上都不对

13. 使用舒利迭气雾剂后漱口可减少什么的发生率(　　)

A. 声嘶和念珠菌病　　B. 肺部感染

C. 支气管炎　　D. 肺结核

E. 肺癌

14. 窒息的临床表现正确的是(　　)

A. 呼吸极度困难,口唇、颜面青紫

B. 心跳加快而微弱,患者处于昏迷或半昏迷状态

C. 发绀明显,呼吸逐渐变慢而微弱到呼吸停止,心跳随之减慢而停止

D. 烦躁不安,失音,声嘶哑,三凹征阳性

E. 以上都对

15. 窒息的急救处理最重要的是(　　)

A. 高流量吸氧　　B. 畅通呼吸道

C. 心肺复苏　　D. 静脉输液

E. 防止感染

六、选择题答案

1. E　2. D　3. A　4. E　5. A　6. D　7. B　8. A　9. D　10. B　11. A　12. D　13. A　14. E　15. B

七、评判性思考

患者,李某,女,48 岁,高中文化,无宗教信仰,自由职业。患者神志清楚,精神差,1 个月前无明显诱因出现咳嗽、刺激性干咳,活动或遇冷空气后咳嗽加重,咳嗽时上胸部疼痛,伴咽痛、咽干,反复发作,期间就诊我院门诊,口服“疏风解毒胶囊,苏黄止咳胶囊”,

效果差。2 d 前咳嗽加重,为进一步治疗,入住我科。

辅助检查:血标本无明显异常;心电图无明显异常;肺通气功能正常;支气管激发试验阳性,FEV_1 下降 16%;吸入沙丁胺醇气雾剂 400 μg 后 FEV_1 改善 14.7%。

分析以下问题:

(1)请列出该患者可能的医疗诊断。

(2)应如何指导患者日常监测及用药?

(3)支气管舒张药及糖皮质激素包括哪些药物?主要的药理作用及不良反应有哪些?

(席 芳 袁 媛)

项目三　原发性支气管肺癌患者的护理

【实验学时】

3 学时。

【实验类型】

综合型实验。

【学习目标】

1. 能应用临床思维的方法对原发性支气管肺癌患者进行护理评估。
2. 提高临床护士观察能力、思维能力、健康教育能力及风险管理能力。
3. 纤维气管镜的术前、术后护理要点。
4. 掌握原发性支气管肺癌患者的护理要点。

【实验准备】

1. 物品准备

(1)吸痰装置。

(2)吸氧装置。

(3)经外周静脉置入中心静脉导管 PICC 维护用品如下。

1)治疗车上层:中心静脉护理套件 1 套(内含无菌铺巾 2 块、75% 酒精棉棒 3 根、2% 葡萄糖酸氯己定消毒棉棒或含碘消毒棉棒 3 根、透明敷料 1 张、无菌敷料 2 块、免缝无菌胶带 3 条、无粉无菌手套 1 副、酒精棉片 2 片);预冲液 10 ~ 20 mL、无针输液接头、皮尺、速干手消毒液、弹力绷带、医用胶带、皮肤消毒液,含 10 ~ 100 μ/mL 肝素生理盐水;必要时备皮肤保护剂。

2)治疗车下层:利器盒、止血带回收盒、内置黄色垃圾袋的污物桶、内置黑色垃圾袋的污物桶。

(4)心电监护器械车。

(5)静脉输液装置。

(6)各种操作流程表。

2. 学生课前准备　每实验小班学生平均分成小组,10 ~ 15 人,选出组长 1 人。课前通过复习、查阅文献等小组学习强化原发性支气管肺癌的相关知识。

【情境案例】

患者，李某，男，58 岁，咳嗽、咳痰 7 个月，间断左侧胸部疼痛，声音嘶哑，胸闷伴痰中带血 4 个月。

病史：患者于 7 个月前受凉后出现咳嗽、咳痰，夜间较重，痰为白黏痰，量大不易咳出，无发热、畏寒，无胸闷、胸痛，无头痛、头晕，无腹部不适，自行口服药物，治疗效果差。4 个月前咳嗽时发现痰中带血，声音嘶哑伴有胸痛，无发热、畏寒，无胸闷，无头痛、头晕，无腹部不适，至当地诊所输液治疗（具体药物及剂量不详）后，效果可，回去后未规律口服药物治疗。10 d 前上述症状再次加重，去当地人民医院就诊，胸部 CT 示：①左下肺占位，考虑肺癌；②左肺下叶支气管扩张并感染。为求进一步诊疗来我院，门诊以“左肺占位性质待查，左肺支气管扩张合并感染”为诊断平诊入院。既往患有慢性支气管炎，否认高血压、糖尿病、冠心病等病史。无毒物、粉尘接触史，吸烟史 40 余年，20 支/d，已戒烟 5 个月。自发病以来，患者神志清，精神可，饮食可，睡眠可，大小便正常。

一般情况：神志清楚，精神差，T 36.5 ℃，P 96 次/min，R 24 次/min，BP 118/62 mmHg。

实验室检查：血常规、肝肾功能正常，NES 27 ng/mL，SCC 1.2 mg/L，血清铁蛋白 SF 300 μg/L，CA211 5.18 ng/mL。

影像学检查：胸部 CT 示左下肺占位，考虑肺癌？左肺下叶支气管扩张并感染。

查体：胸廓正常，无叩击痛，乳房正常对称呼吸运动正常，肋间隙正常，语颤正常，左下肺叩诊浊音，肺部：双肺呼吸音粗糙，双肺闻及干、湿啰音，无胸膜摩擦音。

初步诊断：①左肺占位性质待查；②左肺支气管扩张合并感染。

【实验内容与步骤】

一、案例讨论

1. 入院后如何对新患者进行入院接诊及宣教？

2. 根据患者病情，如何成立医护合作健康教育小组及制订护理计划？

3. 请模拟以下情景并分析问题。

情境一：患者神志清楚，精神差，入院后协助完成各项实验室检查，建立静脉通路，遵医嘱给予“气管镜检查术+经支气管针吸活检”。测量生命体征 T 36.2 ℃，R 22 次/min，HR 88 次/min，BP 128/62mmhg，SpO_2 95%，要保证无痛气管镜检查方法的顺利进行。

分析以下问题：

(1)患者行支气管镜检查，术前需要哪些准备？

(2)护士应如何进行支气管镜检查术前准备及用药？

(3)电子气管镜术中常见并发症有哪些，如果术中出现大量出血，应该怎么处理？

(4)患者检查结束返回病房，护士如何实施术后护理计划？

(5)确诊肺癌常用的检查方法有哪些？

情境二：患者神志清楚，精神差，支气管镜活检病理结果提示小细胞未分化癌，免疫组化提示肺小细胞癌。患者极度悲伤恐惧，希望尽早治疗，排除化疗禁忌证后，医嘱给予

"顺铂+依托泊苷"方案化疗,留置经外周置入中心静脉导管(PICC)术。

分析以下问题:

(1)如何向患者及家属做疾病相关知识的健康宣教,消除不良心理因素?

(2)怎样向家属讲解化疗后不良反应及应对措施?

(3)术后第2天护士发现穿刺点有少量渗血,应如何处理?

(4)静脉输液管路患者的日常注意事项有哪些?

情境三:患者神志清楚,精神差,护士巡视病房时,患者主诉间断咳嗽,咳鲜红色血量约5 mL,同时伴有左侧胸部疼痛,静卧时微痛,翻身咳嗽时疼痛加剧,不能忍受,睡眠受干扰,要求用镇痛药,测量生命体征 T 36.2 ℃,R 22 次/min,HR 88 次/min,BP 128/62 mmHg,SpO_2 95%。

分析以下问题:

(1)针对该患者上述症状,观察要点有哪些?

(2)如何评估患者疼痛?疼痛的护理常规及止痛原则有哪些?

(3)护士如何正确评估大咯血先兆及制订大咯血窒息的抢救护理措施?

二、学生分组

每组选5名学生进行角色扮演,2名护士;1名患者;1名患者家属;1名医生。操作实施结束后学生代表发言,教师点评分析。

三、技能训练:经外周静脉置入中心静脉导管(PICC)维护

1.评估

(1)核对患者信息。

护士:您好,您叫什么名字?请让我看一下您的腕带。

(2)评估患者PICC固定情况,导管是否通畅、外露长度及置管时间。

(3)评估置管侧肢体活动情况,有无水肿。

2.准备

(1)患者准备:取合适体位。

(2)环境准备:环境安全,光线充足,符合无菌操作。

(3)护士准备:着装规范,洗手。

(4)用物准备:治疗车备中心静脉护理套件1个、预冲液10~20 mL、无针输液接头、皮尺、速干手消毒液、弹力绷带、医用胶带、皮肤消毒液、利器盒、止血带回收盒、内置黄色垃圾袋的污物桶等。

3.维护导管

(1)告知患者操作的目的及注意事项,取得患者的配合。

(2)取舒适卧位,暴露置管区域。

(3)去除敷贴,固定导管。

(4)消毒穿刺点及周围皮肤,消毒面积大于辅料面积。

(5)妥善固定导管及输液接头,以穿刺点为中心,将无菌敷料无张力粘贴。

(6)先关闭 PICC 导管夹,用无菌纱布衬垫取下原有的输液接头,多方位擦拭各种接头的横切面及外围,更换输液接头。

(7)在透明敷贴上注明换药者姓名,换药日期和时间。

(8)输液结束,用 20 mL 注射器脉冲式封管,关闭 PICC 夹子。

5. 整理

(1)协助取舒适体位,整理床单位。

(2)分类处理用物。

(3)填写 PICC 长期护理手册。

6. 注意事项

(1)严格执行无菌技术操作原则及查对制度。

(2)每日观察穿刺点及周围皮肤。

(3)输入化疗药物等高渗、强刺激性药物或输血前后应及时冲管。

(4)无菌透明敷料至少每 7 天更换 1 次,如出现渗血、渗液或敷料发生松动、污染等完整性受损失,应立即更换。

(5)若患者多汗或穿刺点渗血、渗液,宜选用无菌纱布敷料。

(6)附加的肝素帽或无菌接头应至少每 7 天更换 1 次,若有血液残留、完整性受损或取下时,应立即更换。

(7)PICC 导管在治疗间歇期间应至少每 7 天维护 1 次。

四、评分标准

见表 1-3 和表 1-4。

表 1-3　原发性支气管肺癌患者护理的评分标准

姓名:__________　　　　总得分:__________

评价内容	分值	技术实施要点	存在问题
1. 知识(40 分)	1	原发性支气管肺癌的概念	
	2	原发性支气管肺癌的发病原因	
	3	原发性支气管肺癌临床表现	
	3	原发性支气管肺癌的体征、转移途径及分类	
	3	原发性支气管肺癌实验室及其他检查结果	
	2	原发性支气管肺癌气管镜检查前、后的护理要点	
	3	电子气管镜术中常见并发症	
	4	原发性支气管肺癌的诊断要点、治疗原则	
	3	原发性支气管肺癌患者的一般常规护理	
	3	原发性支气管肺癌患者疼痛的相关因素和护理措施	
	4	原发性支气管肺癌大咯血的先兆及应急预案	
	4	原发性支气管肺癌化疗后不良反应及应对措施	
	3	原发性支气管肺癌患者的心理特点及护理措施	
	2	原发性支气管肺癌的三级预防措施	

续表 1-3

评价内容	分值	技术实施要点	存在问题
2. 能力（40 分）	5	对患者进行资料收集（主动且完整介绍自己，正确说明评估目的，引导患者充分回答相关问题，对患者基本资料、现病史资料、既往史资料、家族史资料、心理-行为-社会资料收集完整）	
	5	对患者进行身体评估，正确洗手，用物准备齐全。检查内容主要包括：生命体征；面容表情；体位；意识；皮肤黏膜颜色；颈部血管；胸廓及肺部检查；心脏检查；腹部检查；脊柱及四肢检查 要求方法及动作正确，检查结果正确，注意患者的反应并适时安慰，对检查结果能正确解释，且记录完整	
	7	经外周静脉置入中心静脉导管 PICC 维护（见本节评分标准表 1-4“经外周静脉置入中心静脉导管 PICC 维护”）	
	5	正确判断患者的护理问题，指出相关因素	
	7	确定护理方案，积极配合抢救：正确摆放体位；安慰患者；心电监护；建立静脉输液通路，遵医嘱用药；安慰患者；巡视及做好护理记录	
	5	指出病情观察的主要内容：生命体征的测量，意识变化，评估疼痛的部位、性质、持续时间及用止痛药后的效果评价；评估有无大咯血的征兆；评估患者心理变化；观察有无吞咽困难、声音嘶哑、腹痛、腹胀、便秘、色素沉着、骨痛、口腔溃疡、下肢水肿、头颈部和上肢水肿或上眼睑下垂等表现	
	6	对患者及家属进行健康指导： (1)疾病相关知识指导；静脉输液管路的日常注意事项 (2)戒烟，避免受凉，预防感染，饮食指导，制订足够热量和蛋白质的饮食计划 (3)化疗知识的宣教，增加疾病康复及化疗毒副作用的预防知识 (4)心理指导，消除恐惧，树立信心 (5)出院指导持续用药，定期复查，坚持康复锻炼	
3. 素质（10 分）	5	能正确运用个体化沟通策略与技巧，语言规范，充分体现人文关怀理念	
	5	团队成员共同探讨情景设计，分工协作，平等尊重，互相帮助，配合默契，在规定时间内共同参与完成各项实验任务	
4. 提问（10 分）（1～2 个问题）	5		
	5		
5. 总分	100		

表 1-4　经外周静脉置入中心静脉导管 PICC 维护评分标准

姓名：__________　　　　总得分：__________

评价内容	分值	技术实施要点	评分等级					存在问题
			Ⅰ	Ⅱ	Ⅲ	Ⅳ	Ⅴ	
1. 操作前评估（15 分）	4	人员要求：衣帽整洁，洗手，戴口罩	5	4	3	2	1	
	4	环境评估：环境整洁、安静、光线充足，符合无菌操作、职业防护要求	5	4	3	2	1	
	5	物品准备：①治疗车上层：中心静脉护理套件 1 个（内含无菌铺巾 2 块、75% 乙醇棉棒 3 根、2% 葡萄糖酸氯己定消毒棉棒或含碘消毒棉棒 3 根、透明敷料 1 张、无菌敷料 2 块、免缝无菌胶带 3 条、无粉无菌手套 1 副、乙醇棉片 2 片）；预冲液 10～20 mL、无针输液接头、皮尺、速干手消毒液、弹力绷带、医用胶带、皮肤消毒液，含 10～100 μ/mL 肝素生理盐水；必要时备皮肤保护剂。②治疗车下层：利器盒、止血带回收盒、内置黄色垃圾袋的污物桶	5	4	3	2	1	
	2	检查无菌物品有效期	5	4	3	2	1	
2. 操作配合（70 分）	2	携带用物至患者床旁，核对患者床号、姓名（反问式提问）、腕带	10	8	6	4	2	
	3	告知患者操作目的、方法及配合要点，询问患者有无碘过敏史及其需求并协助解决	10	8	6	4	2	
	2	患者取舒适卧位，暴露置管区域，铺垫巾	10	8	6	4	2	
	3	将注射器抽吸生理盐水 20 mL，连接 7 号头皮针并连接肝素帽，预冲头皮针及肝素帽，排尽空气	10	8	6	4	2	
	5	去除敷贴，固定导管，由导管远心端向近心端 0°或 180°松解，脱离皮肤后自下而上去除敷料	10	8	6	4	2	
	3	观察穿刺点周围皮肤及观察外露导管的长度，注意导管有无滑出或回缩	10	8	6	4	2	
	2	卫生手消毒，打开护理套件，戴无菌手套	10	8	6	4	2	
	10	清洁和消毒：①以穿刺点为中心用 75% 乙醇棉棒按顺-逆-顺顺序由内向外螺旋方式消毒 3 遍（乙醇避免接触导管），去除污渍；②以穿刺点为中心使用 2% 葡萄糖氯已定消毒棉棒，来回摩擦消毒皮肤 30 s，或用含碘消毒棉棒由内向外螺旋消毒皮肤；③消毒范围：穿刺点上下各 10 cm，两侧到臂缘，自然待干	10	8	6	4	2	

续表 1–4

评价内容	分值	技术实施要点	评分等级					存在问题
			Ⅰ	Ⅱ	Ⅲ	Ⅳ	Ⅴ	
2. 操作配合（70 分）	10	充分晾干后，以穿刺点为中心，无张力粘贴，透明敷帖盖住连接器翼型的一半，膜平整紧密粘贴于皮肤，膜下无气泡，避免在导管任何部位造成死角；呈“S”或“U”形固定外露导管	10	8	6	4	2	
	10	关闭 PICC 导管夹，用无菌纱布衬垫取下原有输液接头，乙醇棉片全方位擦拭各种接头（或接口）的横切面及外围至少 15 s。连接预冲好得肝素帽（或输液接头），连接预充生理盐水注射器，胶布固定肝素帽（或输液接头），抽出回血少量，脉冲式冲洗导管。连接输液装置，调节输液滴速	10	8	6	4	2	
	5	脱手套，注明置管日期、维护日期、导管的置入深度并签名；洗手，填写 PICC 长期护理手册，记录维护时间、穿刺点局部情况，导管内置及外露长度	10	8	6	4	2	
	8	输液结束，20 mL 注射器抽吸生理盐水 10 ~ 20 mL，脉冲式冲洗导管；用 10 ~ 100 μ/mL 肝素生理盐水进行正压封管（封管液量应 2 倍于导管加辅助装置容积）；关闭 PICC 导管夹	10	8	6	4	2	
	4	洗手，整理用物，规范处置医疗废物及患者床单位，协助患者取舒适卧位	10	8	6	4	2	
	3	规范洗手，记录	10	8	6	4	2	
3. 终末质量（10 分）	2	严格执行无菌技术操作原则及查对制度	5	4	3	2	1	
	3	操作中做到以患者为中心，严密观察患者的反应和主诉；做好导管相关宣教	5	4	3	2	1	
	3	熟练掌握冲、封管及无张力敷贴粘贴技术；导管固定规范，美观	5	4	3	2	1	
	2	垃圾分类放置，终末处理符合要求	5	4	3	2	1	
4. 提问（1 ~2 个问题）（5 分）	2		5	4	3	2	1	
	3		5	4	3	2	1	
5. 总分	100		100	80	60	40	20	

评分等级：Ⅰ级表示操作熟练、规范，无缺项，与患者沟通自然、语言通俗易懂；Ⅱ级表示操作熟练，有 1 ~2 处缺项，欠规范，与患者沟通不够自然；Ⅲ级表示操作欠熟练，有 2 ~3 处缺项，欠规范，与患者沟通较少；Ⅳ级表示操作不熟练、不规范，有 4 处以上缺项，无沟通；Ⅴ级表示操作混乱、无序

五、选择题

1. 诊断肺癌最可靠的依据是(　　)
   A. 痰中找到癌细胞
   B. 胸片有阴影
   C. 大量胸腔脊液
   D. 造影示支气管狭窄
   E. 以上都不是
2. 早期支气管肺癌的首选治疗方法为(　　)
   A. 放射治疗
   B. 手术
   C. 免疫疗法
   D. 非手术综合疗法
   E. 药物治疗,化疗
3. 某患者体检 X 射线显示右下肺 4 cm×5 cm 阴影,确诊方法为(　　)
   A. 纤维支气管镜检查
   B. 放射性同位素检查
   C. 经胸壁针吸活检
   D. 纵隔镜检查
   E. CT 检查
4. 肺癌最常见的转移途径是(　　)
   A. 直接扩散
   B. 淋巴转移
   C. 血行转移
   D. 逆行感染
   E. 种植转移
5. 男性,35 岁,最近咳嗽并痰中带血丝 6 个月,胸片示:左肺中央型块影,左肺上叶不张,左胸腔中量积液,右纵隔阴影增宽轮廓呈波浪形,右侧的病变应考虑为肺癌的(　　)
   A. 交叉转移
   B. 直接扩散
   C. 细胞脱落种植
   D. 经肺循环血行转移
   E. 经体循环血行转移
6. 早期机械性静脉炎多发生在(　　)
   A. 1 ~ 2 d
   B. 2 ~ 10 d
   C. 2 ~ 15 d
   D. 15 ~ 20 d
   E. 20 ~ 30 d
7. 如果某患者植入导管后心律失常,X 射线显示导管尖端在右心房,将采取的措施是(　　)
   A. 给患者补水
   B. 通过放射测量后拔出导管
   C. 将患者体位改变
   D. 使用抗心律失常药物
   E. 给予抗生素
8. 正压封管的目的是什么(　　)
   A. 防止血液反流进入导管,形成血凝性导管堵塞
   B. 防止血液反流进入导管,形成非血凝性导管堵塞
   C. 防止肺栓塞
   D. 以上都不是

E. 以上都是

9. PICC 常见的并发症有哪些(　　)

A. 机械性静脉炎　　B. 导管堵塞

C. 血栓形成　　D. 以上都是

E. 以上都不是

10. 使用 PICC 输血液、输蛋白、输脂肪乳等高黏性药物后应如何操作(　　)

A. 立即静脉滴注生理盐水,冲洗导管

B. 立即用 10 ~ 20 mL 生理盐水脉冲式冲管,再输入其他液体

C. 立即静脉注射生理盐水 100 mL,冲洗导管

D. 以上都是

E. 以上都不是

11. 需行支气管镜检查的患者有(　　)(多选题)

A. 剧烈干咳,胸片无病变,抗感染治疗无效者

B. 经常出现局限性或一侧性哮鸣音

C. 反复在肺部同一部位发生炎症者

D. 肺不张者

E. 大咯血而无手术条件者

12. 心肌梗死后多长时间内尽量避免纤维气管镜检查(　　)

A. 1 周　　B. 2 周

C. 3 周　　D. 4 周

E. 6 周

13. 纤维支气管镜有哪些并发症(　　)(多选题)

A. 麻醉药物过敏　　B. 低氧血症

C. 出血　　D. 心律失常

E. 气胸

14. 纤维支气管镜可用于(　　)(多选题)

A. 肺癌的治疗　　B. 肺不张的治疗

C. 呼吸衰竭的救治　　D. 取异物

E. 胸外伤及胸腹手术后并发症的治疗

15. EBUS 的描述错误的是(　　)

A. EBUS 支气管镜检查时取仰卧位　　B. 顶端外径为 6.7 mm

C. 内镜的观察视角为斜角　　D. 顶端外径小于普通纤维支气管镜

E. 内镜的观察视角为直角

六、选择题答案

1. A　2. B　3. C　4. B　5. A　6. B　7. B　8. A　9. D　10. B　11. ABCD　12. E　13. ABCDE　14. CDE　15. D

七、评判性思考

李某，男，64 岁，矿工，于 2019 年 1 月 28 日以“间断刺激性咳嗽，咳少量白痰 4 个月，痰中带血丝 1 d”为主诉入院。患者 4 个月余前无明显诱因出现胸闷，气短，咳嗽，咳少量白痰，无咯血、无胸痛，无低热、盗汗、乏力等不适，遂至当地医院给予抗炎药物治疗无明显好转。昨日痰中带血丝，为进一步治疗到我院就诊。患者既往患慢性阻塞性肺疾病 10 年，吸烟史 40 年，入院查体：T 36.5 ℃，P 84 次/min，R 21 次/min，BP 125/84 mmHg。患者自患病来，食欲正常，睡眠正常，大小便正常，营养中等，体重无变化。

辅助检查：胸部 CT 示右上肺团片阴影，双肺多发结节影，考虑转移？

右肺支气管镜穿刺活检病理：①液基细胞学检查可见癌细胞；②组织学检查提示小细胞未分化癌，免疫组化提示非小细胞肺癌。

分析以下问题：

(1)该患者引起肺癌的主要原因有哪些？

(2)列举患者现存的主要护理问题。

(3)针对该患者制订护理措施。

（席　芳　袁　媛）

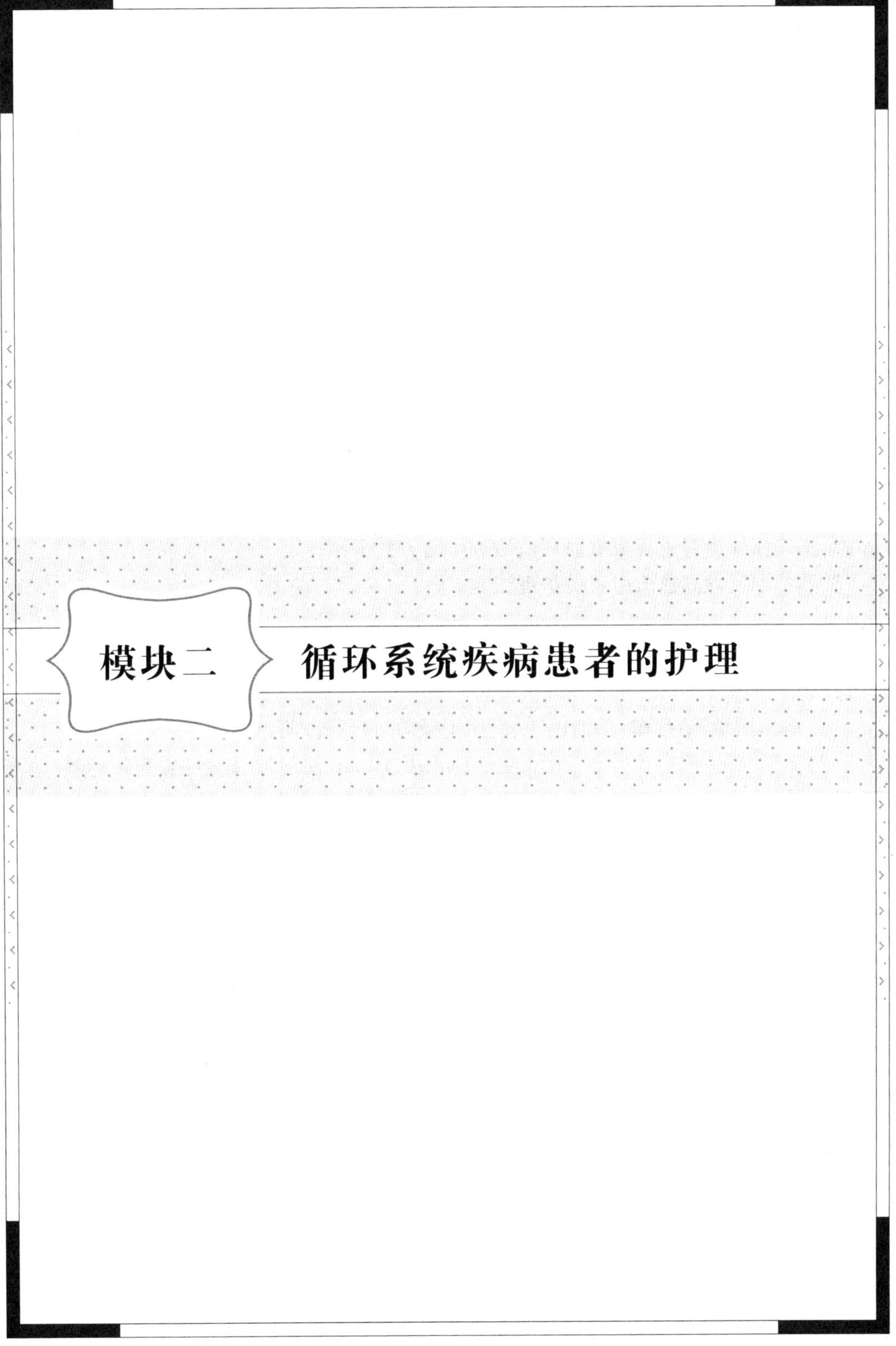

模块二 循环系统疾病患者的护理

项目一　原发性高血压患者的护理

【实验学时】

2 学时。

【实验类型】

综合型实验。

【学习目标】

1. 能应用临床思维的方法对原发性高血压患者进行护理评估，分析病情。
2. 正确指导患者进行家庭血压监测和生活方式干预。
3. 熟悉原发性高血压患者的护理流程。

【实验准备】

1. 物品准备

（1）血压测量：治疗车、手消毒液、血压记录单、血压计、听诊器。

（2）微量泵的使用：治疗车、微量泵、50 mL 及 10 mL 注射器、硝普钠、药物标签、输液架、输液器、输液贴、止血带、手消毒液、棉签、胶布、操作流程表。

2. 学生课前准备　每实验小班学生平均分成小组，10 ~ 15 人，选出组长 1 人。课前通过复习、查阅文献等小组学习强化原发性高血压患者护理的相关知识。

【情境案例】

孙某，男性，62 岁，因“间断性头晕、头痛 10 年，加重 1 h”急诊入院。10 年前出现头晕、头痛，在当地医院测血压 170/110 mmHg，诊断为“高血压病”，未按医嘱服用降压药，仅于头痛、头晕等症状出现时才服用硝苯地平，血压波动于（150 ~ 170）/（95 ~ 110）mmHg。1 h 前与人争吵后自觉头部胀痛，呈持续性，伴头晕、恶心、呕吐及视物模糊，无肢体麻木及活动障碍，服药后症状缓解不明显，为进一步诊治遂来院就诊。患者平时少有运动，嗜烟、喜饮酒，既往无冠心病及糖尿病史，其父 8 年前因“高血压脑出血”死亡。

身体评估：T 36.8 ℃，P 102 次/min，R 23 次/min，BP 200/120 mmHg，身高 172 cm，体重 87 kg。神志清晰，言语流利，表情焦虑，自动体位，查体合作。全身皮肤黏膜无黄染，浅表淋巴结未触及肿大。双侧瞳孔等大等圆，直径 3.5 mm，对光反应灵敏。双侧鼻唇沟对称，口唇无发绀，伸舌居中。两肺呼吸音清晰，未闻及干、湿啰音。心前区无隆起，心尖搏动位于左锁骨中线第 6 肋间外侧，心率 102 次/min，节律整齐，主动脉瓣区第二心音亢进。腹平软，肝脾肋下未触及，双下肢无水肿。四肢肌力、肌张力正常，生理反射正常，病理反射未引出。

实验室及其他检查：血常规示白细胞 5.8×10^9/L，中性粒细胞 62%。随机血糖 7.6 mmol/L。心电图：电轴左偏，$RV_5+SV_1=4.6$ mV，V_5、V_6 导联 ST 段下移 1.2 mV。眼底检查：视网膜动脉硬化狭窄，有出血和视盘水肿。头颅 CT 平扫未见明显异常。

初步诊断：原发性高血压 3 级，极高危。

【实验内容与步骤】

一、案例讨论

1. 如何对患者进行护理评估？

2. 根据患者病情，如何确立护理方案？

3. 请模拟以下情景并分析问题。

情境一：患者入院后仍有头痛、头晕，伴恶心、视物模糊，护士协助其平卧于床，立即遵医嘱给予心电监护、建立静脉输液通道，5% 葡萄糖注射液 250 mL+硝普钠 25 mg 静脉泵入。

分析以下问题：

(1) 患者可能发生了什么问题？如何进行抢救处理？

(2) 应用硝普钠时的用药护理有哪些？

情境二：经静脉滴注硝普钠后，患者血压逐渐降至 140/90 mmHg，头痛、头晕、恶心、视物模糊等症状明显缓解，遵医嘱停止硝普钠静脉滴注，并给予氨氯地平口服。

分析以下问题：

(1) 此时护士应重点观察患者哪些症状？

(2) 如何正确为患者测量血压？

情境三：住院第 5 天，患者无头痛、头晕、恶心及视物模糊等不适，血压波动于(140～135)/(90～85) mmHg。护士巡视病房时，患者家属询问护士："护士，我爸的病平时要注意些什么？"

分析以下问题：

(1) 此时护士如何回答患者家属的问题？

(2) 如何正确指导患者进行家庭血压监测和生活方式干预？

二、学生分组

每组选 5 名学生进行角色扮演，2 名护士；1 名患者；1 名患者家属；1 名医生。操作实施结束后学生代表发言，教师点评分析。

三、技能训练

(一)血压的测量

1. 评估

(1)核对患者信息。

护士:您好,您叫什么名字?请让我看一下您的腕带。

(2)评估患者意识、肢体活动情况等身体状况。

2. 准备

(1)患者准备:取合适体位。

(2)护士准备:着装规范,洗手。

(3)用物准备:治疗车、手消毒液、血压记录单、血压计、听诊器。

3. 测量血压

(1)告知测量血压的目的及注意事项,取得患者的配合。

护士:孙老师,您刚才休息 10 min 了,我来为您测量血压,了解一下血压的变化情况,您能配合一下吗?请您平躺好,我来看一下你的右胳膊。

(2)检查血压计。

(3)协助患者采取卧位,保持血压计零点、肱动脉与心脏同一水平。

(4)打开水银槽开关,驱尽袖带内空气,平整地缠于患者上臂中部,下缘距肘窝 2 ~ 3 cm,松紧度以能放入一指为宜,听诊器置于肱动脉位置。

(5)关闭水银槽开关,均匀充气至听诊肱动脉搏动消失,再升高 20 ~ 30 mmHg。缓慢放气(4 mmHg/s),平视读数,听到第一声搏动为收缩压,搏动变音/消失为舒张压。

(6)测量完毕,排尽袖带余气,关闭血压计。

(7)记录血压数值。

护士:孙老师,您的血压为 135/85 mmHg,在正常范围内。请您注意休息,按时服药,我会按时为您测量血压。如果您有头晕、头痛等不适,请及时按呼叫铃,我会立即来看您的。

4. 整理

(1)为患者整理衣袖,协助取舒适体位,整理床单位。

(2)血压计、听诊器擦拭、消毒、清洁后备用。

5. 注意事项

(1)按照要求选择合适袖带。

(2)若衣袖过紧或者太多时,应脱掉衣服,以免影响测量结果。

(3)测量者视线应与血压计刻度平行。

(4)需长期观察血压的患者,应做到定时间、定部位、定体位、定血压计。

(二)微量泵的使用

1. 评估

(1)核对患者信息。

(2)评估患者病情,解释并取得合作。

(3)评估患者注射部位的皮肤及血管情况。

护士:您好,您叫什么名字? 请让我看一下您的腕带。

2. 准备

(1)患者准备:取合适体位,评估静脉通路情况。

(2)环境准备:环境整洁、温度及光线适宜。

(3)护士准备:着装规范,洗手、戴口罩。

(4)用物准备:微量泵、50 mL 及 10 mL 注射器、硝普钠、药物标签、输液架、消毒液、棉签、胶布。

3. 微量泵的使用

(1)向患者说明操作目的,取得患者配合。

护士:孙老师,根据医嘱需要给您使用微量泵输入降压药,这样便于准确调整药物剂量,从而更好地控制您的血压,请您配合。

(2)安全准确地安置微量泵。

(3)正确安装管路于微量泵,并与患者输液器连接。

(4)遵医嘱设置输液速度和输液量等参数。

(5)将配好药液的注射器贴上药物标签,连接微量泵泵管,注射器正确安装于微量泵。

(6)按开始键,观察输入是否顺利。

(7)洗手,记录输液时间、药名、剂量、速度等。

4. 停用微量泵

(1)评估患者血压情况。

(2)向患者说明停用微量泵的理由。

(3)按停止键停止注射,关机。

(4)从微量泵上取下注射器。

5. 整理

(1)协助患者取舒适体位,整理床单位。

(2)整理微量泵等用物。

(3)记录输液停止时间、患者反应等。

6. 注意事项

(1)告知患者输液肢体避免剧烈活动。

(2)告知患者或家属不要随意移动或调节输液泵以保证用药安全。

(3)告知患者如有不适或机器报警时需及时通知医护人员。

四、评分标准

见表 2–1。

表 2-1　原发性高血压患者护理的评分标准

姓名:__________　　　　　　总得分:__________

评价内容	分值	技术实施要点	存在问题
1. 知识 (40 分)	2	原发性高血压的概念	
	4	原发性高血压的症状、体征及并发症	
	3	原发性高血压实验室及其他检查结果	
	4	高血压的分级和心血管风险分层	
	5	原发性高血压的诊断要点、治疗要点	
	3	原发性高血压所致“疼痛:头痛”的护理措施	
	3	原发性高血压患者“有受伤的危险”的护理措施	
	8	原发性高血压患者的生活方式、用药和家庭血压监测的指导	
	2	高血压急症的概念	
	3	高血压急症的治疗要点	
	3	高血压急症患者的观察与护理	
2. 能力 (40 分)	5	对患者进行资料收集(主动且完整介绍自己,正确说明评估目的,引导患者充分回答相关问题,对患者基本资料、现病史资料、既往史资料、家族史资料、心理-行为-社会资料收集完整)	
	5	对患者进行身体评估,正确洗手,用物准备齐全。检查内容主要包括:生命体征;面容表情;体位;意识;皮肤黏膜颜色;颈部血管;肺部检查;心脏检查;腹部检查;脊柱及四肢检查;神经系统检查 要求方法及动作正确,检查结果正确,并注意到患者反应及适时安慰,对检查结果能正确解释,且记录完整	
	3	血压测量(见基础护理学“血压的测量”评分标准)	
	7	正确判断患者的护理问题,指出相关因素	
	8	确定护理方案,积极配合抢救:绝对卧床休息;安慰患者;鼻导管吸氧(见基础护理学“鼻导管吸氧”评分标准);心电监护;建立静脉输液通路,遵医嘱使用微量泵输入降压药(见基础护理学“微量泵的使用”评分标准);巡视及做好护理记录	
	5	指出病情观察的主要内容:生命体征(尤其是血压的变化),意识状况;观察患者有无剧烈头痛、喷射状呕吐,有无神志改变、肢体运动及感觉障碍等,判断有无重要靶器官功能不全的表现	

续表 2-1

评价内容	分值	技术实施要点	存在问题
2. 能力 (40 分)	7	对患者及家属进行健康指导： (1)生活方式指导。饮食指导：减少钠盐摄入，限制总热量，营养均衡；控制体重；戒烟限酒；运动指导：选择适宜的运动方式，合理安排运动量 (2)用药指导，强调长期遵医嘱按时按量服药，不能擅自突然停药 (3)正确指导患者进行家庭血压监测 (4)心理指导 (5)定期随访	
3. 素质 (10 分)	5	能正确运用个体化沟通策略与技巧，语言规范，充分体现人文关怀理念	
	5	团队成员共同探讨情景设计，分工协作，平等尊重，互相帮助，配合默契，在规定时间内共同参与完成各项实验任务	
4. 提问 (10 分) (1～2 个问题)	5		
	5		
5. 总分	100		

五、选择题

1. 单纯收缩期高血压是指(　　)
   A. 收缩压≥130 mmHg 和舒张压<80 mmHg
   B. 收缩压>130 mmHg 和舒张压≤80 mmHg
   C. 收缩压≥140 mmHg 和舒张压<90 mmHg
   D. 收缩压>140 mmHg 和舒张压≤90 mmHg
   E. 收缩压≥140 mmHg 和舒张压<80 mmHg
2. 患者，女，62 岁，高血压病史 7 年，血压波动于(170～140)/(105～90) mmHg，间断服用降压药物。因血压明显升高入院，经治疗 1 周后血压降至 140/90 mmHg。您认为对患者进行健康指导的内容应除外下列哪项(　　)
   A. 合理控制体重　　B. 改变生活行为
   C. 不可自行增减或停药　　D. 长期或终身服用降压药物
   E. 服药期间不必采用非药物治疗
3. 以下运动项目适合高血压患者的是(　　)
   A. 骑自行车、练健身操、快步行走　　B. 极轻量级举重
   C. 俯卧撑　　D. 短跑比赛
   E. 篮球比赛

4. 高血压患者每天钠盐摄入量应不超过(　　)

A. 1 g　　B. 2 g

C. 4 g　　D. 5.5 g

E. 6 g

5. 高血压急症宜选用下列哪类药物(　　)

A. 噻嗪类利尿剂　　B. 钙通道阻滞剂

C. β 受体拮抗剂　　D. 硝普钠

E. 血管紧张素转化酶抑制剂

6. 下列有关血压测量的说法不恰当的是(　　)

A. 安静 5 min 后取坐位右上臂测量

B. 袖带的大小应适合患者的上臂臂围,至少应包裹上臂臂围的 1/3

C. 将袖带紧贴被测者上臂,袖带下缘应在肘弯上 2.5 cm

D. 所有读数均应以水银柱凸面的顶端为准

E. 血压至少应测量 2 次,以读数的平均值作为测量结果

7. 对高血压患者进行心血管危险分层的依据不包括(　　)

A. 血压升高水平　　B. 症状轻重

C. 靶器官损害　　D. 伴随临床疾病

E. 心血管危险因素

六、选择题答案

1. C　2. E　3. A　4. E　5. D　6. B　7. B

七、评判性思考

赵某,女,62 岁,因“间断头晕 20 余年,加重 1 d”入院。20 余年前出现头晕,在当地医院测血压 165/95 mmHg,诊断为“高血压病”,长期服用“硝苯地平缓释片”,血压波动于(180 ~ 140)/(105 ~ 90)mmHg。1 d 前劳累后自觉头晕、头痛,测血压最高达 190/100 mmHg,无呕吐及肢体运动障碍。既往反流性食管炎病史 15 年,间断口服奥美拉唑。

查体:T 36.1 ℃,P 72 次/min,R 18 次/min,BP 180/100 mmHg。神志清晰,言语流利,双侧鼻唇沟对称,伸舌居中。两肺未闻及干、湿啰音,心律齐,未闻及杂音。四肢肌力、肌张力正常,病理反射未引出。

心电图:窦性心律,电轴左偏,$RV_5+SV_1=3.8$ mV,V_5、V_6导联 ST 段下移 1.0 mV。

入院诊断:原发性高血压。

分析以下问题:

(1)对高血压患者进行护理评估时应重点观察哪些内容?

(2)你认为该高血压患者可能存在哪些护理问题?按照首优原则对其进行排序。

(3)高血压患者居家护理要点有哪些?

(申　莉)

项目二 急性心肌梗死患者的护理

【实验学时】

1 学时。

【实验类型】

综合型实验。

【学习目标】

1. 能应用临床思维的方法对急性心肌梗死患者进行护理评估,分析病情。
2. 能掌握心肌梗死突发心搏骤停患者的抢救流程、心肺复苏的操作重点。

【实验准备】

1. 物品准备

(1)心电监护装置:治疗车、心电监护仪、电源线、导联线、电极片 5 个、弯盘(盛放乙醇纱布、干纱布各 1 块)、记录本。

(2)心肺复苏装置:治疗盘(纱布 1 块、手电筒 1 个)、弯盘内置纱布 1 块、记录本、笔、表。

(3)各种操作流程表。

2. 学生课前准备 每实验小班学生平均分成小组,10 ~ 15 人,选出组长 1 人。课前通过复习、查阅文献等小组学习强化急性心肌梗死突发心搏骤停的抢救相关知识,心电监护、心肺复苏的操作流程。

【情境案例】

朱某,女性,52 岁,于 2019 年 3 月 11 日以“胸闷、胸痛 2 小时余”为主诉急诊收入院。患者半个月前步行上坡时出现胸痛,胸痛主要位于胸骨后,呈压榨样,无意识不清,持续数分钟,休息后缓解,无左上臂及背部放射性疼痛。无心悸、恶心、呕吐、咳嗽、喘息、意识丧失、大汗。休息 5 ~6 min 可逐渐缓解,未诊治,此后遇快速步行及同等活动量后即出现上述类似症状,休息几分钟后症状可缓解。2019 年 3 月 11 日于上午 10:00 轻度活动后出现胸痛、胸闷,胸痛位于胸骨中段后,放射至后背,呈持续性,休息后无明显缓解,遂急诊入院。患者有高血压病史 10 年,最高 150/90 mmHg(治疗不详)。无糖尿病、脑血管疾病病史,无肝炎、结核、疟疾病史,预防接种史不详,无手术、外伤、输血史,无食物、药物过敏史。

身体评估:T 36.2 ℃,P 82 次/min,R 20 次/min,BP 153/91 mmHg。神志清楚,自主体位,心前区无隆起,心尖搏动位于第 5 肋间左锁骨中线内侧 0.5 cm 处,心浊音界无扩大,心率 82 次/min,律齐,各瓣膜听诊区未闻及杂音,无心包摩擦音。无脉搏短绌,动脉弹性正常。无毛细血管搏动征。脊柱四肢无畸形,活动自如,双下肢无水肿。心电图示窦性心律,律齐。

实验室及其他检查:白细胞计数 6.59×10^9/L;红细胞计数 4.06×10^{12}/L;血红蛋白 121.7 g/L;血小板计数 231×10^9/L;中性粒细胞百分数 66.1%;谷草转氨酶 32 U/L;肌酸激酶 88.0 U/L;CK 同工酶 MB 22.00 U/L;乳酸脱氢酶 752 U/L;镁 0.90 mmol/L;N 端脑利钠肽 438.56 pg/mL;肌钙蛋白 I 5.029 μg/L;肾功能、电解质未见异常,传染病四项正常;心电图:前壁 V_1 ~ V_5 ST 段弓背型向上抬高,Q 波形成,T 波倒置;心脏彩超:左室前壁、前间壁运动减弱,考虑心肌缺血所致,左心功能减低 37%,升主动脉增宽。

初步诊断:广泛前壁心肌梗死;高血压。

【实验内容与步骤】

一、案例讨论

1. 如何对患者进行护理评估?

2. 根据患者病情,如何制订护理计划及护理措施?

3. 请模拟以下情境并分析问题。

情境一:患者由急诊转入心内科,遵医嘱给予床旁心电监护,氧气吸入 3 L/min,5 min 前患者突发意识丧失,呼之不应,大动脉搏动消失,心音消失,呼吸微弱,双侧瞳孔等大等圆,直径约 3.5 mm,对光反射消失,面色口唇重度发绀,无抽搐,无大小便失禁,心电监护示心室停搏。

分析以下问题:

(1)患者发生了什么问题? 如何进行抢救处理?

(2)团队成员如何分工协作?

情境二:患者经抢救后,心音及大动脉搏动恢复,口唇、肤色、甲床转红润、瞳孔缩小,对光反射恢复、自主呼吸恢复。心率 82 次/min,R 22 次/min,血氧饱和度 92%,BP 153/91 mmHg,遵医嘱继续给予心电监护,氧气吸入 3 L/min。

分析以下问题:

(1)此时护士应重点观察患者哪些症状?

(2)如何缓解患者家属焦虑情绪?

情境三:患者病情稳定后,给予冠状动脉造影及支架置入术,目前患者未再诉胸痛、胸部不适,未诉呼吸困难,一般状况可,查体:生命体征平稳,桡动脉穿刺处愈合良好,无渗血。T 36.5 ℃,P 86 次/min,R 18 次/min,BP 138/80 mmHg。护士巡视病房时,患者家属询问护士:“护士,我妈妈的病平时要注意些什么?”

分析以下问题：

（1）此时护士如何回答患者家属的问题？请从活动、饮食、药物、疾病复查等方面对患者及家属进行解答。

（2）患者如果在院外发生心搏骤停，如何实施家庭急救？

二、学生分组

每组选5名学生进行角色扮演，2名护士；1名患者；1名患者家属；1名医生。操作实施结束后学生代表发言，教师点评分析。

三、技能训练：心肺复苏技术

1. 评估

（1）评估环境是否安全，患者意识，记录启动应急反应系统时间。

护士：环境安全。喂！你还好吗？喂！你还好吗？（患者无意识。）快来人啊！（立即启动应急反应系统。）

（2）评估患者呼吸、脉搏，若颈动脉搏动消失、呼吸消失，立即进行心肺复苏。

2. 实施心肺复苏技术

（1）置患者于硬板床，摆放复苏体位，解开衣领及裤带，立即行胸外心脏按压。定位：胸骨中、下1/3与两乳头连线交界处，频率100～120次/min；按压深度：成人至少5 cm，但不超过6 cm。

（2）判断患者颈部是否有损伤，若无损伤，必要时将头偏向一侧清除口鼻咽分泌物，取出活动义齿。

（3）人工呼吸：连续2次，施以1 s的吹气，使患者胸廓隆起，10～12次/min。

（4）连续做5个循环（以2次吹气后结束）。

3. 评估

（1）判断自主呼吸及大动脉搏动是否恢复、观察瞳孔有无缩小、对光反射是否恢复，口唇、肤色、甲床有无转红润及血压有无回升。

（2）若上述指征未恢复，继续进行心肺复苏；若上述指征恢复，继续给予高级生命支持。

4. 整理

（1）协助取舒适体位，整理床单位。

（2）分类处理用物。

（3）记录心肺复苏成功时间。

5. 注意事项

（1）触摸颈动脉（5～10 s）同时观察呼吸，胸廓是否有起伏（不用听呼吸音）。口述“颈动脉搏动消失，无自主呼吸”。

（2）胸外心脏按压必须去枕，置患者于硬板床。

（3）胸外心脏按压部位：两乳头连线与胸骨交界处或胸骨中、下1/3处，定位准确。

(4)按压频率100~120次/min;按压深度:成人至少5 cm,但不超过6 cm。

(5)检查口腔情况,口述“患者颈部无损伤,口腔无异物、义齿、分泌物”。

(6)吹气2次,同时观察胸廓起伏。

(7)按压30次,吹起2次(以吹气结束,共计5个循环);触摸颈动脉的同时观察呼吸(不用听呼吸音)。口述“颈动脉搏动恢复,自主呼吸恢复”,拿手电筒看瞳孔,口述“瞳孔缩小,对光反射存在”,手电筒归位,操作者用右手指向患者面部,口述“患者面色、口唇、肤色、甲床转红润(同时查看两侧手指),复苏成功”。

(8)看表,将患者头复位,用纱布清理患者口鼻,穿上衣服,枕上枕头,盖上被子。口述“继续有效高级生命支持”。

四、评分标准

见表2-2。

表2-2　急性心肌梗死患者护理的评分标准

姓名:__________　　　　总得分:__________

评价内容	分值	技术实施要点	存在问题
1. 知识(40分)	1	急性心肌梗死的概念	
	4	急性心肌梗死疾病的症状、体征和病程分期	
	3	急性心肌梗死疾病的实验室及其他检查结果	
	3	急性心肌梗死疾病的诊断要点、治疗要点	
	3	急性心肌梗死疾病所致“疼痛”“活动无耐力”的相关因素和护理措施	
	3	急性心肌梗死疾病患者PCI术后护理常规	
	4	急性心肌梗死疾病患者的恶性心律失常护理、生活护理和心脏康复锻炼的指导	
	1	心肌梗死后心力衰竭的概念	
	4	心、肺功能代偿期和失代偿期的临床表现	
	4	心肌梗死后心力衰竭的X射线检查、超声心动图、心电图和心力衰竭标志物实验室检查的结果	
	3	心肌梗死后心力衰竭的治疗要点	
	3	心肌梗死后心力衰竭患者“体液过多”护理诊断的相关因素及护理措施	
	4	室壁瘤形成患者的观察与护理	

续表 2-2

评价内容	分值	技术实施要点	存在问题
2. 能力 （40 分）	5	对患者进行资料收集（主动且完整介绍自己，正确说明评估目的，引导患者充分回答相关问题，对患者基本资料、现病史资料、既往史资料、家族史资料、心理－行为－社会资料收集完整）	
	5	对患者进行身体评估，正确洗手，用物准备齐全。检查内容主要包括：生命体征；面容表情；体位；意识；皮肤黏膜颜色；颈部血管；胸廓及肺部检查；心脏检查；腹部检查；脊柱及四肢检查 要求方法及动作正确，检查结果正确，并注意到患者反应及适时安慰，对检查结果能正确解释，且记录完整	
	7	描记心电图	
	5	正确判断患者的护理问题，指出相关因素	
	7	确定护理方案，积极配合抢救：正确摆放体位；判断意识及大动脉搏动情况；心肺复苏（见急危重症护理学"心肺复苏"评分标准）；心电监护；建立静脉输液通路，遵医嘱用药；安慰患者；巡视及做好护理记录	
	5	指出病情观察的主要内容：疼痛的程度，意识情况，心肌酶的变化，判断有无心室颤动的征兆；患者的心电图动态变化，判断急性心肌梗死的疾病进展情况；观察患者的呼吸频率、节律、幅度；有无尿量减少、下肢水肿、心悸、腹胀等，判断有无右心衰竭的表现	
	6	对患者及家属进行健康指导： （1）疾病知识指导，所患疾病名称，发病机制，相关风险因素及治疗措施 （2）疾病预防指导，避免寒冷刺激，避免劳累、情绪激动，预防感染 （3）疾病康复指导，患者和家属应做到：①了解心脏康复的目的、必要性及注意事项。②用药安全。严格遵医嘱服药，定期复查。③生活方式。戒烟戒酒，均衡饮食，合理锻炼，调节情绪，作息规律	
3. 素质 （10 分）	5	能正确运用个体化沟通策略与技巧，语言规范，充分体现人文关怀理念	
	5	团队成员共同探讨情景设计，分工协作，平等尊重，互相帮助，配合默契，在规定时间内共同参与完成各项实验任务	
4. 提问 （10 分） （1～2 个问题）	5		
	5		
5. 总分	100		

五、选择题

1. 下列哪项不属于急性心肌梗死的临床表现(　　)
   A. 舌下含化硝酸甘油后疼痛消失　　B. 面色苍白,烦躁不安
   C. BP 70/40 mmHg　　D. 端坐呼吸,发绀
   E. 上腹胀,呃逆
2. 关于急性心肌梗死,下列说法错误的是(　　)
   A. 心电图显示:ST 段弓背型向上抬高,出现病理性 Q 波
   B. V_1、V_2、V_3 导联特征性改变,提示前间壁心肌梗死
   C. AST、CK、CK-MB 是传统的诊断急性心梗的血清标记物,CK-MB 增高的程度能较准确地反映梗死的范围
   D. 肌钙蛋白在急性心肌梗死后出现最早
   E. CK-MB 在起病后 4 h 内增高,16 ~ 24 h 达高峰
3. 急性心肌梗死潜在并发症有哪些,下列说法错误的是(　　)
   A. 乳头肌功能失调或断裂　　B. 心脏破裂
   C. 栓塞　　D. 心室壁瘤
   E. 心包积液
4. 男,49 岁,因"胸痛 1 h"入急诊。急性病容,大汗,在量血压时突然全身抽搐,意识丧失,查体:大动脉搏动消失,血压测不出。以下哪组处理正确(　　)
   A. 先查心电图,明确有无心脏停搏或心室颤动
   B. 先给予气管插管,人工呼吸,再进行胸外心脏按压
   C. 考虑急性心肌梗死,立即做再灌注治疗
   D. 立即请神经及心脏专科会诊
   E. 立即将患者平放在硬板床或地面上并开始胸外心脏按压,同时尽快准备除颤及心电监护并准备气管插管、人工呼吸
5. 心肺复苏包括 A、B、C 3 个步骤,其中 A 指(　　)
   A. 胸外按压　　B. 人工呼吸
   C. 开放气道　　D. 药物
   E. 心电图
6. 心肺复苏有效的指征,下列说法错误的是(　　)
   A. 心音及大动脉搏动恢复　　B. 自主呼吸恢复
   C. 口唇、肤色、甲床转红润　　D. 瞳孔放大,对光反射恢复
   E. 收缩压≥60 mmHg
7. 关于心肺复苏技能,下列说法错误的是(　　)
   A. 判断患者大动脉是否有搏动时,为避免浪费时间,判断时间应小于 5 s
   B. 胸外心脏按压部位为胸骨中、下 1/3 与两乳头连线交界处或胸骨下切迹向上两横指的上缘

C. 胸外心脏按压频率 100～120 次/min，成人按压深度至少 5 cm，但不超过 6 cm
D. 人工呼吸频率为 10～12 次/min
E. 心脏按压与吹气比率为 30∶2，尽量减少按压中断，中断时间不超过 10 s

8. 心肌梗死后 24 h 内应避免使用(　　)
A. 吗啡　　B. 哌替啶
C. 洋地黄　　D. 呋塞米
E. 血管紧张素转化酶抑制剂

9. 急性前壁心肌梗死最常见的心律失常是(　　)
A. 房室传导阻滞　　B. 心房颤动
C. 病窦综合征　　D. 室性期前收缩及室性心动过速
E. 心室纤颤

10. 急性心肌梗死与心绞痛主要的鉴别点是(　　)
A. 是否有频发的室性期前收缩　　B. 疼痛的部位
C. 是否伴有红细胞沉降率增快　　D. 是否伴有 ST 段抬高
E. 肌酸磷酸激酶同工酶增高

六、选择题答案

1. A　2. D　3. E　4. E　5. C　6. D　7. A　8. C　9. D　10. E

七、评判性思考

吕某，男，74 岁。患者以“突发晕厥、胸闷”为主诉入院，患者于 6 h 前于家中突发晕倒，伴心慌、头晕、恶心、胸闷憋气，当时神志清，但乏力，立即送当地医院对症处理后以“急性下壁心肌梗死”转入心血管内科，患者有 50 余年吸烟史，每日 10 支，否认冠心病、高血压、糖尿病病史，无过敏史。

查体：T 36.1 ℃，P 47 次/min，R 26 次/min，BP 54/42 mmHg，血氧饱和度 94%。双侧瞳孔等大等圆，约 3 mm，对光反射灵敏。心前区无隆起，心尖搏动正常，心脏无震颤；叩诊心界正常，各瓣膜未闻及杂音；心电图示Ⅱ、Ⅲ、aVF 弓背向上抬高，肌钙蛋白 0.78 ng/mL。

分析以下问题：
(1)请列出该患者可能的医疗诊断。
(2)应如何对患者实施抢救?
(3)列出并完成 3 项护理临床操作。

(黄　峥)

项目三　房室传导阻滞患者的护理

【实验学时】

2 学时。

【实验类型】

综合型实验。

【学习目标】

1. 能应用临床思维的方法对房室传导阻滞患者进行护理评估,分析病情。
2. 熟悉心脏起搏器植入术围手术期患者的护理常规。
3. 了解房室传导阻滞的分度及心电图特点。

【实验准备】

1. 物品准备

(1)氧气吸入装置:治疗车、流量表、连接管、鼻导管或鼻塞、胶布、无菌棉签、纱布、湿化瓶(内盛蒸馏水 1/3 或 2/3 满),换药碗内盛温开水,吸氧记录卡。

(2)器械车、多动能心电监护仪 1 台、电源线、导联线、电极片 7 个(其中 2 个备用)、弯盘 2 个、干纱布 2 块、生理盐水纱布 2 块、记录本、笔、脱毛膏。需要时备配电盘。

(3)听诊器。

(4)各种操作流程表。

(5)静脉注射装置:1 mL 注射器 2 个、输液器、输液贴、止血带、乙醇、碘酒或安尔碘、快速洗手液、污物碗、输液卡、输液治疗卡、砂轮;浸泡止血带的消毒液桶、利器盒、医疗垃圾袋或桶;抢救药:异丙肾上腺素。

2. 学生课前准备　每实验小班学生平均分成小组,10 ~ 15 人,选出组长 1 人。课前通过复习、查阅文献等小组学习强化房室传导阻滞的相关知识。

【情境案例】

刘某,男性,53 岁,间断头晕、乏力 3 个月,晕厥 4 次。患者于 3 个月前无明显诱因出现头晕、乏力伴黑矇,无意识丧失,无大小便失禁,无呼吸困难和肢体活动障碍等症状,患者当时未予重视及治疗,之后无明显诱因晕厥 4 次,遂前往当地医院,心电图示:三度房室传导阻滞。为进一步诊治入院。既往否认高血压、冠心病等病史。无特殊家族史。

查体:神志清晰,精神可,口唇无发绀、双侧瞳孔等大等圆、对光反射灵敏,双肺呼吸音清，未闻及干、湿啰音，腹软，无压痛及包块，双下肢无水肿。生命体征：T 36.5 ℃，P 34 次/min，R 22 次/min，BP 97/61 mmHg。

心电图：R-R 间期 1.56 s(38 次/min)；P 波与 QRS 波群无关；QRS 波形态正常；窦性心动过缓；完全性右束支传导阻滞。

初步诊断：三度房室传导阻滞；阿-斯综合征。

【实验内容与步骤】

一、案例讨论

1. 如何对患者进行护理评估？

2. 根据患者病情，如何确立护理方案？

3. 请模拟以下情境并分析问题。

情境一：患者在接诊反应迟钝、意识模糊，四肢湿冷，查体：P 30 次/min，R 23 次/min，BP 86/45 mmHg，医嘱显示：立即心电监护，持续高流量吸氧、床边心电图、异丙肾上腺素 1 mg 静脉注射。

分析以下问题：

(1) 患者发生了什么问题？ 如何进行抢救处理？

(2) 团队成员如何分工协作？

情境二：患者经抢救意识恢复，神志清楚，血压上升，但仍自觉头晕、乏力。医生开出医嘱：急查血常规、肝肾功能、凝血六项、病毒快检，拟去导管室行永久起搏器植入术。

分析以下问题：

(1) 此时护士应重点观察患者哪些症状？

(2) 如何正确进行术前宣教？

情境三：起搏器植入术后 3 d，患者头晕、乏力症状消失，植入处皮肤切口无渗血渗液。T 36.5 ℃，P 60 次/min，R 18 次/min，BP 125/80 mmHg，护士巡视病房时，患者家属询问护士："护士，请问患者的起搏器在家时要注意些什么？"

分析以下问题：

(1) 此时护士如何回答患者家属的问题？

(2) 如何正确指导患者心脏起搏器植入术后的护理及居家自我检测起搏器功能。

二、学生分组

每组选 5 名学生进行角色扮演，2 名护士；1 名患者；1 名患者家属；1 名医生。操作实施结束后学生代表发言，教师点评分析。

三、技能训练

(一) 成人心电监护的操作方法

1. 评估

(1) 核对患者信息

护士:您好,您叫什么名字? 请让我看一下您的腕带。

(2)评估监护仪是否运行正常、患者前胸壁皮肤是否完好、周围环境及电磁波干扰情况。

2. 准备

(1)患者准备:取合适体位,前胸壁有胸毛时备皮。

(2)环境准备:环境安全,温度适宜,无电磁波干扰。

(3)护士准备:着装规范,洗手。

(4)用物准备:器械车、多功能心电监护仪 1 台、电源线、导联线、电极片 7 个(其中 2 个备用)、弯盘 2 个、干纱布 2 块、生理盐水纱布 2 块、记录本、笔、脱毛膏。需要时备配电盘。

3. 心电监护仪的使用

(1)向患者说明操作目的,取得患者配合。

护士:刘老师,根据医嘱需要给您使用心电监护,监测您的生命体征的变化,有助于协助医生诊断您的病情,请您配合。

(2)接通电源,开启并再次检查心电监护仪,将电极片连接在心电监护导联线上。

(3)根据病情协助患者取平卧位或半卧位,暴露胸部,有胸毛者予以脱毛。

(4)选择粘贴电极片部位,用生理盐水纱布清洁局部皮肤并用干纱布擦干。

(5)按导联线粘贴电极片。RA:右侧锁骨中点外下方;LA:左侧锁骨中点外下方;V:剑突下偏左心前区处;RL:右侧腋前线第 6 肋间;LL:左侧腋前线第 6 肋间。

(6)连接手指血氧探头,将无创血压袖带平整地缠于患者上臂(下肢)中部,下缘距肘窝(腘窝)2 ~ 3 cm,松紧度以能放入一指为宜。

(7)根据医嘱或病情调整各参数,设置合理的指标、报警界限,出现正常心电示波信号后开始监护,按无创血压按键开始第 1 次自动测量。

(8)协助患者取舒适卧位,整理床单位,向清醒患者或其家属交代注意事项。

(9)整理用物,洗手,记录开始时间及监护仪的各项数据。

护士:刘老师,心电监护可以帮助你记录您生命体征的变化,现在监护仪已经给您连接好了,我给您解释一下这些参数都代表什么意义,这里是您的心率,正常范围是 60 ~ 100 次/min;这是您的血压,正常范围是收缩压 90 ~ 140 mmHg,舒张压是 60 ~ 90 mmHg;这是您的血氧饱和度,正常范围是 90% ~ 100%;这是您的呼吸频率,正常范围是 16 ~ 20 次/min;请您不要牵拉导联线,不要私自调节监护仪,不要在监护仪旁边使用手机、电磁炉等设备,血压会定时自动测量,每次测量的时候,请您平卧,放平手臂(下肢),医生会根据监护的结果为您做下一步的治疗。

4. 停用心电监护仪

(1)评估患者生命体征情况。

(2)核对患者床号、姓名、医嘱后向患者说明停用心电监护仪的理由。

(3)观察监护仪上的数据,测量血压后关闭机器。

(4)摘除电极片,分离导联线、血氧探头和血压连线并放置于器械车上,用纱布擦拭患者粘贴电极片处皮肤,连同纱布及电极片放入污物桶。

5. 整理

(1)协助患者穿好衣服,取舒适体位,整理床单位。

(2)乙醇纱布擦拭监护仪及导联线、血氧探头、血压连线等,归位。

(3)记录监护仪停止时间、患者生命体征等。

(4)整理用物,洗手。

6. 注意事项

(1)操作中以患者为中心。

(2)保证检测波形清晰、无干扰,密切观察各种检测数据,有干扰或电极及其他导联线脱落时要及时处理,每 1 ~2 h 记录 1 次。

(3)确定设定报警界限,不能关闭报警设置。

(4)定期观察患者粘贴电极片处的皮肤反应,定时更换电极片及位置。

(5)对躁动患者,应当固定好电极和导线,避免电极脱位及导线打折、缠绕。

(6)血压袖带宽度及缠绕的松紧度要适宜,不能在静脉输液或置有导管的肢体上放置袖带,应保证连接血压袖带和监护仪的充气管道通畅,不能缠结。

(7)监测血氧饱和度时,不能把传感器放在有动脉导管或静脉注射管的肢体上;血氧探头的电缆线应该置于手背,确保指甲正对着血氧探头光源射出的光线。

(8)勿将血氧探头与血压袖带放在同一肢体上,因为血压测量过程中血流闭塞会影响血氧饱和度参数。

(9)注意观察指端皮肤的变化,如有过敏、变红、水疱、坏死等情况应及时更换。

(10)患者用过的各种物品,要进行擦拭消毒、整理分类,存放备用。

(二)非同步电除颤技术操作步骤

1. 评估

(1)评估患者意识、病情,胸壁皮肤情况,心电示波确定非同步电除颤指征。

(2)评估除颤仪性能。

2. 准备

(1)患者准备:平卧于硬板床上,暴露前胸。

(2)环境准备:环境安全。

(3)护士准备:着装规范,洗手。

(4)用物准备:除颤仪 1 台、导电糊 1 瓶、除颤电极片 7 个(其中 2 个备用)、弯盘 2 个、干纱布 3 块、乙醇纱布 2 块、快速手消毒液 1 瓶、污物桶 1 个。

3. 除颤仪的使用

(1)核对患者信息,使患者取平卧硬板床上,暴露胸部。

(2)接通电源,连接心电监护导联线(避开除颤部位),打开除颤仪监护开关,选择Ⅱ导联,确认心电活动,确定除颤指征。

(3)迅速在电极板上均匀涂抹导电糊。

(4)选择“非同步”。

(5)选择能量(单项波 360 J 或双向波 200 J),充电至所需能量。

(6)正确放置电极板,将一个电极板置于患者心底部(右锁骨下胸骨右缘),另一个电极板置于患者心尖部(左腋中线第 5 肋间)。

(7)用较大压力使胸壁于电极板紧密接触。再次观察心电示波,确实需要除颤时,嘱所有人员离开病床及患者，两手拇指同时按压手柄放电按钮进行除颤，放电结束后方可离开患者皮肤。

（8）除颤结束后立即进行5个循环心肺复苏术，并遵医嘱应用复苏药物，2 min 再次评估。

（9）观察心电示波，若心律转为窦性时，除颤成功，将除颤仪调至监护状态，若无效可再进行除颤。

（10）除颤成功后，将患者身上的导电糊擦拭干净，穿好衣裤，盖好被子，继续给予生命支持。

4. 整理

（1）协助患者穿好衣服，取舒适体位，整理床单位。

（2）清洁电极板，消毒后晾干、归位。

（3）整理用物，洗手，及时准确记录。

5. 注意事项

（1）操作熟练，沉着冷静，手法正确。

（2）用物处理符合要求。

（3）除颤前确定患者除颤部位无潮湿、无敷料，如带有植入性起搏器，应注意避开起搏器部位至少10 cm。

（4）除颤前确定周围人员无直接或间接接触患者。

（5）除颤时，电极板必须紧贴患者皮肤，不留空隙，以防皮肤灼伤。

（6）除颤仪保养：及时充电，以备急用；清洁前必须关掉电源；用干净的软布擦拭机器，禁用腐蚀性物；每次用完需擦净电极板上的导电胶。

四、评分标准

见表2-3。

表2-3　房室传导阻滞患者护理的评分标准

姓名：__________　　　　总得分：__________

评价内容	分值	技术实施要点	存在问题
1. 知识（40分）	2	房室传导阻滞的概念	
	4	房室传导阻滞的症状、体征、严重程度分级和病程分期	
	3	房室传导阻滞的心电图表现	
	4	房室传导阻滞的分级	
	5	房室传导阻滞的诊断要点、治疗要点	
	3	阿-斯综合征所致“心源性晕厥”的急救护理措施	
	3	阿-斯综合征患者“有受伤的危险”的护理措施	
	8	植入起搏器患者的生活方式、用药和家庭心律监测的指导	
	2	阿-斯综合征的概念	
	3	房室传导阻滞的治疗要点	
	3	房室传导阻滞患者的观察与护理	

续表 2-3

评价内容	分值	技术实施要点	存在问题
2. 能力（40 分）	5	对患者进行资料收集（主动且完整介绍自己，正确说明评估目的，引导患者充分回答相关问题，对患者基本资料、现病史资料、既往史资料、家族史资料、心理-行为-社会资料收集完整）	
	5	对患者进行身体评估：正确洗手，用物准备齐全，检查内容主要包括：生命体征；面容表情；体位；意识；皮肤黏膜颜色；颈部血管；肺部检查；心脏检查；腹部检查；脊柱及四肢检查；神经系统检查 要求方法及动作正确，检查结果正确，并注意到患者反应及适时安慰，对检查结果能正确解释，且记录完整	
	3	心电监护使用（见急危重症护理学“心电监护”的评分标准）	
	7	正确判断患者的护理问题，指出相关因素	
	8	确定护理方案，积极配合抢救：①正确摆放体位；②安慰患者；③鼻导管吸氧；④心电监护（见急危重症护理学“心电监护”）；⑤非同步电除颤技术（见急危重症护理学“电除颤”）；⑥建立静脉输液通路，遵医嘱用药；⑦安慰患者及家属；⑧巡视及做好护理记录	
	5	指出病情观察的主要内容：①生命体征（尤其是心律及血压的变化），意识状况；②观察患者有无全身湿冷、晕厥、血压降低，有无意识改变，有无心搏骤停	
	7	对患者及家属进行健康指导： (1)疾病预防指导：①低盐低脂饮食，不饮酒；②保持大便通畅，避免屏气或用力排便，避免高空作业，防止跌倒 (2)疾病知识指导：①起搏器植入出院后指导，避免高压电磁场区域；避免高举手臂，植入 2 周内避免用力揉搓手术区域。②家庭监测脉搏指导：了解测量脉搏的重要性及意义，正确指导患者进行家庭测量脉搏的方法，心理指导，定期随访	
3. 素质（10 分）	5	能正确运用个体化沟通策略与技巧，语言规范，充分体现人文关怀理念	
	5	团队成员共同探讨情景设计，分工协作，平等尊重，互相帮助，配合默契，在规定时间内共同参与完成各项实验任务	
4. 提问（10 分）（1～2 个问题）	5		
	5		
5. 总分	100		

五、选择题

1. 窦性心动过缓,心率不低于 50 次/min,常采取的措施为(　　)

A. 不需要特殊治疗　　B. 口服麻黄碱
C. 静脉滴注去甲肾上腺素　　D. 皮下注射麻黄碱
E. 含服异丙肾上腺素

2. 54 岁男性患者,因“发作性黑矇 3 个月”入院,无明显诱因发作性黑矇,与体位无关,无视物旋转,无晕厥。来院查心电图提示:窦性心动过缓,心率 32 次/min。患者既往未用过任何减慢心率的药物,那么患者目前最有效的治疗措施为(　　)

A. 加快心率的药物　　B. 临时起搏器置入
C. 永久起搏器置入　　D. 外科手术
E. 心脏移植

3. 患者安置永久心脏起搏器出院后,一般应每 1 ~3 个月复查 1 次,情况稳定后,每隔多久复查 1 次(　　)

A. 3 ~6 个月　　B. 6 个月
C. 6 ~9 个月　　D. 9 ~12 个月
E. 12 ~18 个月

4. 患者安置永久心脏起搏器术后,护士指导不妥的是(　　)

A. 平卧 24 h,同时持续心电监护 24 h　　B. 体温升高时及时通知护士
C. 手术侧上肢要制动 72 h　　D. 保持吸氧 1 周
E. 手术后第 4 天手术侧上肢进行功能锻炼

5. 引起心律失常的常见原因不包括(　　)

A. 各类心脏病　　B. 水和电解质紊乱
C. 药物的作用　　D. 剧烈运动
E. 调节心脏活动的神经体液因素失调

6. 下列哪项情况下,应慎用洋地黄(　　)

A. 充血性心力衰竭　　B. 房室传导阻滞
C. 室上性心动过速　　D. 心率快的心房颤动
E. 二尖瓣狭窄合并关闭不全

7. 在心电图上,一度房室传导阻滞和其他较严重的房室传导阻滞最根本的区别是(　　)

A. PR 间期延长　　B. 心室律不整齐
C. 心率>40 次/min　　D. QRS 波无脱漏
E. S-T 段和 T 波异常

六、选择题答案

1. A　2. C　3. B　4. E　5. D　6. B　7. D

七、评判性思考

宋某，男，73 岁。以“间断发作性意识不清 1 个月”为主诉入院。患者 1 个月前在站立位时突然出现神志不清，无手足抽搐、无双目凝视，无大小便失禁，查头颅 CT 无异常，予对症处理后出院。后患者上述症状复发 1 次，性质同前，无特殊处理。患者 1 d 前自测心率 30～40 次/min，急诊入院。

查体：T 36.5 ℃，P 38 次/min，R 16 次/min，BP 105/60 mmHg。神志清楚，精神差，颈静脉无怒张，双肺呼吸音清，心律不齐，未闻及杂音，双下肢无水肿。

辅助检查：肝肾功能、凝血四项、心肌酶谱未见明显异常。

心电图：①窦性心律（心率 38 次/min）；②过缓的房室交界性逸搏心律；③三度房室传导阻滞；④心电轴左偏；⑤异常 Q 波。

HOLTER 心电图：①窦性心律；②过缓的房室交界性逸搏心律（平均心率 35 次/min）；③三度房室传导阻滞；④长 R-R>2.0 s 间歇共 31 次。

分析以下问题：

(1)请列出该患者可能的医疗诊断。

(2)患者植入心脏起搏器围手术期该如何护理?

(3)列出并完成 3 项护理操作。

（寇　洁）

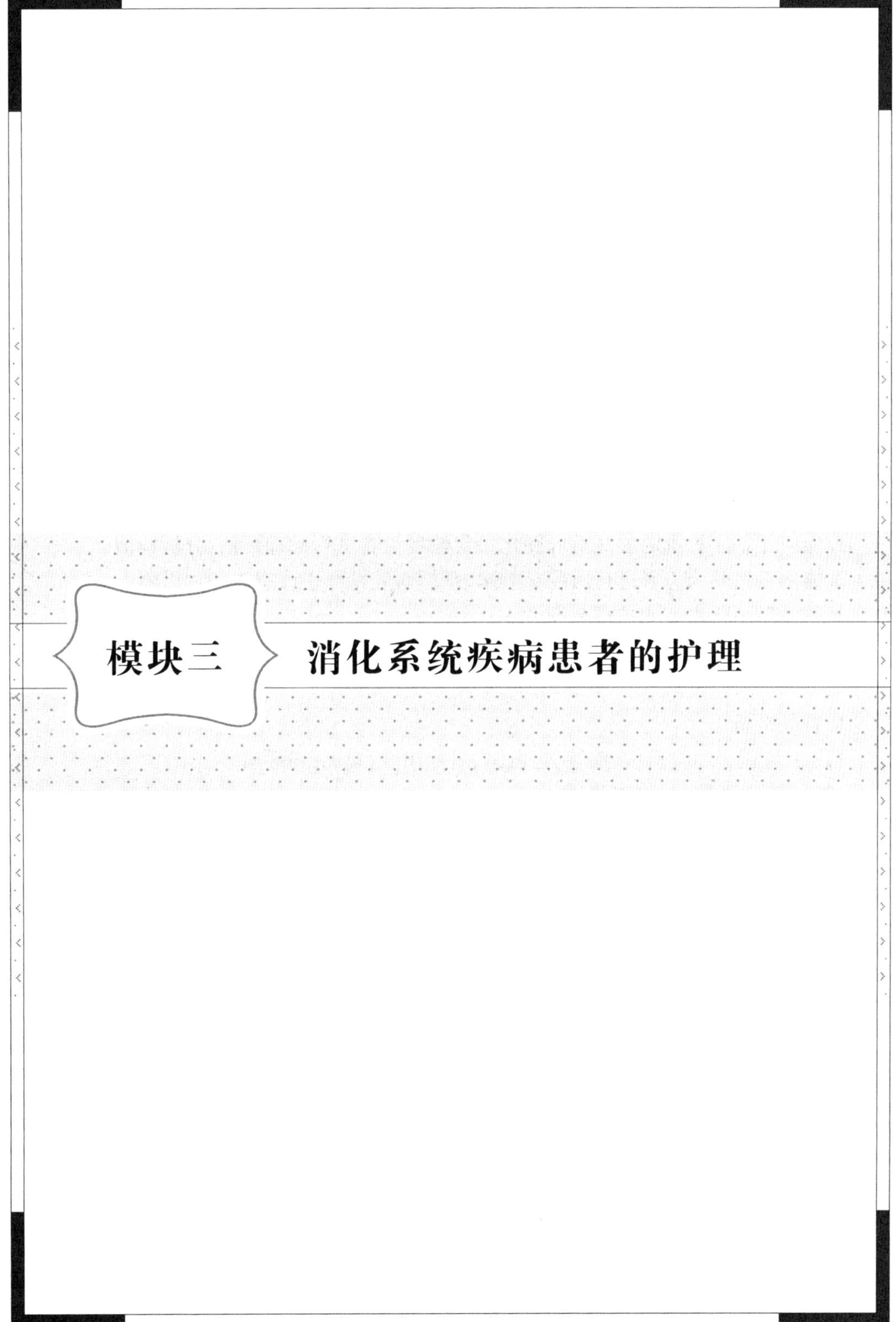

模块三　消化系统疾病患者的护理

项目一　肝硬化患者的护理

【实验学时】

3 学时。

【实验类型】

综合型实验。

【学习目标】

1. 能应用临床思维的方法对肝硬化失代偿期患者进行护理评估，分析病情。
2. 能协助医师为患者进行腹腔穿刺术，掌握腹腔持续引流患者护理措施。
3. 熟悉肝硬化患者的护理流程。

【实验准备】

1. 物品准备

(1)引流袋、0.5%碘伏、棉签、止血钳、治疗巾、弯盘、无菌手套。

(2)治疗车下层：污物回收桶。

(3)管道标识、固定器。

(4)操作流程表。

2. 学生课前准备　每实验小班学生平均分成 4 组，选出组长 1 人。课前通过复习、查阅文献等小组学习强化更换引流袋的相关知识。

【情境案例】

张某，男性，51 岁，发现乙肝表面抗原阳性 10 余年，双下肢水肿、全身皮肤黏膜及巩膜黄染、腹胀、纳差半年，加重 1 周。患者于 10 年前体检时发现乙肝表面抗原、e 抗原、核心抗体阳性(大三阳)，肝功能正常，乙肝病毒定量高，给予“阿德福韦酯”抗病毒治疗，规律服药，定期复查病毒定量及肝功能。3 年前出现肝功能异常，继续抗病毒治疗。1 年前复查时发现脾大，肝硬化，间断口服保肝药物。半年前出现双下肢水肿，活动后加重，休息后不缓解，伴腹胀、纳差、尿黄，无恶心、呕吐、黑便，无腹痛、发热症状，未进一步处理。1 周前上述症状加重，为进一步诊治入院。既往否认高血压、冠心病、糖尿病、脑血管疾病等病史，无长期接触化学毒物、使用损肝药物、嗜酒史，无手术、外伤、输血史，无食物、药物过敏史。母亲因“乙肝肝硬化”去世，1 妹患有乙肝，父亲健康状况良好，1 子体健，无与患者类似疾病,无家族性遗传病史。

身体评估:T 36.8 ℃,P 88 次/min,R 22 次/min,BP 130/85 mmHg。意识清醒,面色灰暗黝黑,全身皮肤黏膜及巩膜黄染,前胸及双上肢散在蜘蛛痣,双下肢凹陷性水肿,腹部膨隆,测量腹围 110 cm,体重 71 kg,无腹壁静脉曲张及胃、肠蠕动波,腹部无压痛、反跳痛。诉纳差、乏力、腹胀,尿少、尿黄,肝脏肋缘下未触及,脾脏左肋缘下约 2 cm 可触及。腹部移动性浊音阳性。

实验室及其他检查:血红细胞计数 3.13×10^9/L,血红蛋白 108 g/L,血小板计数 66×10^9/L;谷丙转氨酶 170 U/L,谷草转氨酶 140 U/L,谷氨酰转肽酶 105 U/L,碱性磷酸酶 134 U/L,白蛋白 26 g/L,总胆红素 82.56 μmol/L,直接胆红素 34.74 μmol/L,间接胆红素 11.8 μmol/L;凝血酶原时间 21.60 s,凝血酶原时间活动度 55%,活化部分凝血活酶时间 50.2 s,纤维蛋白原测定 1.39 g/L,凝血酶时间 23.90 s;乙肝病毒表面抗原 373.81 IU/mL,乙肝病毒核心抗体 106.55Pei U/L,乙肝病毒 DNA:1.32E+4 IU/mL。腹部彩超示:平卧位下腹腔肠间隙可见深 100 mm 不规则液体暗区,距皮 15 mm。CT 示:肝脏体积缩小,肝叶比例失调,肝裂增宽,表面不光整,门脉增粗,食管胃底见迂曲小血管影,脾大,肝脾周缘见液体密度影。

初步诊断:乙肝肝硬化失代偿期;脾大;腹水。

【实验内容与步骤】

一、案例讨论

1. 如何对患者进行护理评估?

2. 根据患者病情,如何确立护理方案?

3. 请模拟以下情景并分析问题。

情境一:患者在接诊时双下肢凹陷性水肿;腹部膨隆,测量腹围 110 cm,体重 71 kg,腹部移动性浊音阳性;脾左肋缘下约 2 cm 可触及。CT 结果示:门脉增粗,食管胃底见迂曲小血管影,脾大,肝脾周缘见液体密度影。

分析以下问题:

(1)患者出现了什么情况?

(2)该患者出现此情况的发病机制是什么?

情境二:患者入院后遵医嘱予以保肝、营养支持、完善检查等治疗,住院第 3 天,患者仍自觉腹胀、纳差、乏力。测量腹围 112 cm,体重 73 kg。T 36.8 ℃,P 84 次/min,R 21 次/min,BP 126/84 mmHg,遵医嘱予以腹腔穿刺放腹水治疗。

分析以下问题:

(1)患者留置腹腔引流管持续腹腔引流护理措施有哪些?

(2)如何正确实施腹围测量,指导患者准确测量体重?

情境三:住院第 5 天,患者共引流腹水 3 000 mL,腹水减少,自觉腹胀、纳差乏力症状较前好转,T 36.5 ℃,P 80 次/min,R 20 次/min,BP 125/80 mmHg,测量腹围 98 cm,体重 68 kg,患者病情较前稳定,护士巡视病房时,患者家属询问护士:“护士,我爸的病平时要注意些什么?”

分析以下问题:

(1)此时护士如何回答患者家属的问题?

(2)如何正确指导患者进行饮食、服药及并发症的自我观察?

二、学生分组

每组选5名学生进行角色扮演,2名护士;1名患者;1名患者家属;1名医生。操作实施结束后学生代表发言,教师点评分析。

三、技能训练:更换引流袋

1. 评估

(1)核对患者信息。

护士:您好,您叫什么名字?请让我看一下您的腕带。

(2)评估引流是否通畅。

(3)评估引流液颜色、性质、量。

(4)评估伤口敷料有无渗出。

2. 准备

(1)患者准备:平卧,暴露引流管。

(2)环境准备:温度适宜,光线充足。

(3)自身准备:着装规范,洗手、戴口罩。

(4)用物准备:引流袋、0.5%碘伏、棉签、止血钳、治疗巾、弯盘、无菌手套。

3. 分离

(1)铺治疗巾于接口处。

(2)用止血钳夹住引流管末端。

(3)将已更换的引流袋固定于床缘处,关闭引流袋底部开关。

(4)一只手捏住引流管,另一只手捏住原引流袋接头,分离两者。

(5)用弯盆垫高引流管管口。

4. 连接

(1)消毒管口边缘及周围2遍。

(2)取下新引流袋接头保护帽,插入引流管管口。

(3)松开止血钳,观察有无引流液引出。

5. 整理

(1)协助患者整理衣服,整理用物。

(2)记录引流是否通畅,引流液颜色、性状、量。

护士:张大爷,引流袋已为您更换并连接固定好,请您翻身、起床时注意不要将导管脱出,我会及时记录引流液的情况,并及时倾倒,谢谢您的配合,医师会根据检查结果为您做下一步的治疗。

6. 评价

(1)引流持续有效。

(2)无感染、脱管等异常情况发生。

7. 注意事项

(1)引流管应固定牢固,防止滑脱,标识清楚。

(2)观察穿刺处有无出血、感染、慢性窦道等并发症。

(3)引流袋位置必须低于切口平面。

(4)定时挤压引流管,保持引流通畅,防止引流管打折、扭曲、受压。

(5)观察引流液的颜色、性质,发现引流量突然减少或增加、颜色性状改变,出现异常情况及生命体征改变等,应立即通知医师。

(6)定期更换引流袋,准确记录 24 h 引流量。全程符合无菌操作技术。

(7)患者离床活动时,引流管及引流袋应妥善安置。

四、评分标准

见表 3-1。

表 3-1　肝硬化评分标准

姓名:__________　　　　总得分:__________

评价内容	分值	技术实施要点	存在问题
1. 知识 (40 分)	2	肝硬化的概念	
	3	肝硬化的病因、发病机制、代偿期和失代偿期的临床表现	
	3	肝硬化的实验室及其他检查结果	
	3	肝硬化的诊断要点、治疗要点	
	3	肝硬化所致“体液过多”护理诊断的相关因素和护理措施	
	3	肝硬化患者“营养失调”护理诊断的相关因素和护理措施	
	4	肝硬化患者的饮食护理、皮肤护理	
	2	门静脉高压的形成机制	
	2	门静脉高压的临床表现	
	4	腹腔穿刺术及腹腔持续引流的概念	
	4	腹腔穿刺术及腹腔持续引流的适应证和禁忌证	
	3	腹腔穿刺术及腹腔持续引流的方法及术前、术后护理	
	4	肝硬化并发症及观察	

续表 3-1

评价内容	分值	技术实施要点	存在问题
2. 能力 (40 分)	5	对患者进行资料收集(主动且完整介绍自己,正确说明评估目的,引导患者充分回答相关问题,对患者基本资料、现病史资料、既往史资料、家族史资料、心理-行为-社会资料收集完整)	
	5	对患者进行身体评估,正确洗手,用物准备齐全。检查内容主要包括:生命体征;面容表情;体位;意识;皮肤黏膜颜色;颈部血管;胸廓及肺部检查;心脏检查;腹部检查;脊柱及四肢检查 要求方法及动作正确,检查结果正确,并注意到患者反应及适时安慰,对检查结果能正确解释,且记录完整	
	7	更换引流袋(见外科护理学"更换引流袋"评分标准)	
	5	正确判断患者的护理问题,指出相关因素	
	7	确定护理方案,积极配合治疗;正确测量患者体重及腹围;安慰患者;遵医嘱用药;安慰患者;巡视及做好护理记录	
	5	指出病情观察的主要内容:意识情况,营养状况,皮肤和黏膜情况,水肿程度,腹部体征,判断有无腹水征,有无腹膜刺激征,检查肝脾大小、质地、表面情况及有无压痛,呼吸情况	
	6	对患者及家属进行健康指导: (1)疾病预防指导:情绪的调节和稳定,禁酒、预防感染 (2)疾病知识指导:制订个体化活动指导 (3)皮肤护理指导:避免使用刺激性皂类和沐浴液,勿抓挠 (4)饮食指导:制订高热量、高蛋白质、高维生素易消化饮食计划,严禁饮酒 (5)用药指导及病情监测:遵医嘱用药,勿私自加药,观察并发症的发生	
3. 素质 (10 分)	5	能正确运用个体化沟通策略与技巧,语言规范,充分体现人文关怀理念	
	5	团队成员共同探讨情景设计,分工协作,平等尊重,互相帮助,配合默契,在规定时间内共同参与完成各项实验任务	
4. 提问 (10 分) (1~2 个问题)	5		
	5		
5. 总分	100		

五、选择题

1. 在我国,肝硬化最常见的病因为(　　)
A. 酒精中毒　　B. 病毒性肝炎
C. 胆汁淤积　　D. 免疫紊乱
E. 循环障碍
2. 肝硬化失代偿期最突出的临床表现为(　　)
A. 腹水　　B. 脾大
C. 侧支循环的建立与开放　　D. 发热
E. 水肿
3. 晚期肝硬化最严重的并发症是什么,同时也是最常见的死亡原因(　　)
A. 上消化道出血　　B. 感染
C. 原发性肝癌　　D. 肝肾综合征
E. 肝性脑病
4. 在护理肝硬化严重腹水的患者时,其饮食应注意给予(　　)
A. 无盐低钠饮食　　B. 低脂饮食
C. 低蛋白饮食　　D. 高蛋白饮食
E. 高热量饮食
5. 肝硬化患者,3 d 未排便,出现嗜睡和幻觉,在给予灌肠时,不宜采用哪种灌肠液(　　)
A. 生理盐水　　B. 生理盐水+白醋
C. 肥皂水　　D. 温水
E. 乳果糖
6. 肝硬化腹水的基本治疗方法是(　　)
A. 应用大量利尿药　　B. 腹水浓缩回输
C. 多次抽放腹水,每次 4 000 mL 以上　　D. 休息,限水,限钠
E. 反复输新鲜血
7. 关于对腹腔引流管的护理,错误的是(　　)
A. 妥善固定,避免脱落　　B. 保持引流通畅
C. 观察引流液的量及性质　　D. 每日定时冲洗引流管
E. 严格掌握拔管指征
8. 关于腹腔引流管引流不畅,以下说法错误的是(　　)
A. 经常检查,通气管口要密闭　　B. 若阻塞则离心方向挤捏
C. 用注射器回抽　　D. 用 0.9% 氯化钠注射液冲洗
E. 在无菌条件下换管
9. 引流袋的更换时间为(　　)
A. 1 d 更换 1 次　　B. 1 周更换 1 次
C. 2 d 更换 1 次　　D. 1 周更换 2 次

E. 3 d 更换 1 次

10. 第一次放腹水，不应超过（　　）

A. 1 000 mL　　B. 1 500 mL

C. 2 000 mL　　D. 3 000 mL

E. 4 000 mL

六、选择题答案

1. B　2. A　3. E　4. A　5. C　6. D　7. D　8. A　9. A　10. B

七、评判性思考

王某，男，45 岁，1 周前患者无明显诱因出现腹胀，不能进食，当时无发热，恶心、呕吐症状，腹胀、纳差半年，发病以来饮食、睡眠差，小便无症状，大便干燥，体重较前增加。既往有乙肝病史 15 年。否认食物、药物过敏史，否认外伤手术史，否认结核病史，否认疫区疫水接触史，否认糖尿病病史。家族无遗传病史。

查体：T 36.6 ℃，P 76 次/min，R 20 次/min，BP 130/90mmhg。发育正常，营养中等，神志清，精神差，步入病房，自主体位，双下肢凹陷性水肿、全身皮肤黏膜及巩膜黄染。

辅助检查：肝实质回声增强欠均质，脾大，腹腔大量液性占位；血常规示：血小板计数 57×10^{9}/L；谷丙转氨酶 275 U/L，谷草转氨酶 243 U/L，谷氨酰转肽酶 195 U/L，碱性磷酸酶 184 U/L，白蛋白 23 g/L，总胆红素 100.53 μmol/L，直接胆红素 44.68 μmol/L，间接胆红素 13.5 μmol/L；凝血酶原时间 28.80 s，凝血酶原时间活动度 65%。

分析以下问题：

（1）请列出该患者可能的医疗诊断。

（2）如何为该患者进行腹腔引流管的护理？

（3）列出并完成 3 项护理临床操作。

（杨　瑾）

项目二　急性胰腺炎患者的护理

【实验学时】

3 学时。

【实验类型】

综合型实验。

【学习目标】

1. 能应用临床思维的方法对急性胰腺炎患者进行护理评估，分析病情。
2. 掌握急性胰腺炎患者胃肠减压的目的与护理措施。
3. 熟悉急性胰腺炎患者的护理流程。

【实验准备】

1. 物品准备
(1)一次性胃管包(内含治疗巾、胃管、润滑油、纱布、镊子、别针)。
(2)听诊器、棉签、手套、胶布、负压吸引装置、注射器、鼻贴、管道标识、警示标识。
(3)治疗车：弯盘(污物碗)、弯盘(内盛清水)。
(4)治疗车下层：污物回收桶。
(5)操作流程表。

2. 学生课前准备　每实验小班学生平均分成4组，选出组长1人。课前通过复习、查阅文献等小组学习强化胃肠减压的相关知识。

【情境案例】

李某，男性，59 岁，以“腹痛 2 d，加重 10 h”为主诉入院。患者于 2 d 前饮酒后出现上腹部持续性隐痛，伴恶心、干呕、腹胀，无发热，无皮肤巩膜黄染，无尿黄，无上下肢水肿，于 10 h 前无明显诱因腹痛加重，呈刀割样，向腰背部放射，拒按，蜷缩体位，疼痛不可耐受，伴腹胀、发热，为求进一步诊治入院。患者体型肥胖，既往有“糖尿病”病史 10 年余，规律服用“二甲双胍”调控血糖，现血糖控制可；“高血压”病史 1 年余，血压最高达 160/110 mmHg，口服“氨氯地平”，现血压控制可；无心脏病史；无特殊家族史。

身体评估：T 37.9 ℃，P 108 次/min，R 26 次/min，BP 154/96 mmHg。神志清，痛苦面容，烦躁。查体：全腹膨隆，腹部有压痛、反跳痛，无包块，肝脾未触及，腹肌紧张，明显腹胀、肠鸣音减弱，腹腔可出现移动性浊音阳性，可出现 Cullen 征。

实验室及其他检查：血常规示白细胞总数 14.70×10^9/L，中性粒细胞 89.5%。红细胞沉降率 50.00 mm/h，C 反应蛋白 19.54 mg/L，降钙素原 0.365 ng/mL。淀粉酶 246 U/L，脂肪酶 334.90 U/L。肝功能、肾功能无异常。血钾 3.68 mmol/L，钠 125.2 mmol/L，氯 92 mmol/L，葡萄糖 6.31 mmol/L。血脂 3.4 mmol/L，超声检查：重度脂肪肝，胆囊壁胆固醇结晶，胰腺回声欠均匀，脾大。CT 回示：可见胰腺体积增大，胰腺周围渗出显著，并见液体聚积。

初步诊断：急性胰腺炎；高血压 2 级；2 型糖尿病；脂肪肝。

【实验内容与步骤】

一、案例讨论

1. 如何对患者进行护理评估？

2. 根据患者病情，如何确立护理方案？

3. 请模拟以下情景并分析问题。

情境一：患者在接诊时痛苦面容，腹痛剧烈，呈钝痛、绞痛，伴腹胀；查体：腹肌紧张，全腹显著压痛和反跳痛，患者生命体征：T 38 ℃，P 90 次/min，R 25 次/min，BP 112/67 mmHg，SpO_2 97%。遵医嘱给予禁食水、持续胃肠减压；应用生长抑素、质子泵抑制剂静脉输入；氧气吸入，心电监护应用；哌替啶肌内注射止痛。

分析以下问题：

(1)患者腹痛，应采取哪些护理措施？

(2)患者持续胃肠减压的护理措施有哪些？

情境二：患者入院第 2 天，腹痛加剧，呈钝痛、绞痛，伴腹胀、烦躁不安，心率增快、呼吸急促，24 h 尿量 500 mL，胃肠减压管引流出草绿色液体约 100 mL；监测生命体征：T 38.8 ℃，P 110 次/min，R 28 次/min，BP 92/56 mmHg，SpO_2 97%。遵医嘱严密监测病情变化，静脉补液治疗，维持有效循环血量，保持呼吸道通畅，氧气吸入，继续给予持续胃肠减压，并监测血糖变化。

分析以下问题：

(1)患者存在哪些潜在并发症？

(2)应采取哪些护理措施预防该并发症？

情境三：患者住院第 8 天，监测生命体征：T 36.8 ℃，P 76 次/min，R 19 次/min，BP 118/76 mmHg，SpO_2 99%。24 h 尿量 1 850 mL；疼痛减轻，白细胞计数和血淀粉酶、尿淀粉酶降至正常，可先给予少量无脂流食。护士巡视病房时，患者家属询问护士："护士，我爸的病平时要注意什么？

分析以下问题：

(1)此时护士如何回答患者家属的问题？

(2)护士如何对患者进行急性胰腺炎疾病诱发因素、预后及并发症知识的宣教，避免此病的复发？

二、学生分组

每组选 5 名学生进行角色扮演,2 名护士;1 名患者;1 名患者家属;1 名医生。操作实施结束后学生代表发言,教师点评分析。

三、技能训练:胃肠减压技术

1. 评估

(1)核对患者信息。

护士:您好,请问您叫什么名字? 请让我看一下您的腕带。

(2)评估患者病情、意识、心理状态及配合程度。

(3)评估患者鼻腔是否通畅,鼻腔黏膜有无损伤。

2. 准备

(1)患者准备:半坐位。

(2)环境准备:温度适宜,光线充足。

(3)护士准备:着装规范,洗手、戴口罩。

(4)用物准备:一次性胃管包(内含治疗巾、胃管、润滑油、纱布、镊子、别针)、听诊器、棉签、手套、胶布、负压吸引装置、注射器、小药杯(盛温开水)。

3. 清洁鼻腔

(1)颌下铺治疗巾。

(2)棉签清洁鼻腔。

4. 插胃管

(1)测量插管长度,即前额发际到剑突或鼻尖经耳垂至胸骨剑突处,做好标识。成人一般插入长度为 45 ~ 55 cm。

(2)润滑胃管前端,一只手持镊子夹住胃管前端,轻轻插入鼻孔,到咽喉部(插入14 ~ 15 cm)时,嘱患者做吞咽动作,随之顺势插入。

(3)确认胃管在胃内,用胶布将胃管固定在鼻翼及面颊部。

5. 连接负压

(1)连接负压引流装置,保持负压持续有效。

(2)妥善固定负压引流装置。

(3)粘贴胃管标识,注明插管时间、插管深度、置管人姓名。

(4)记录患者情况,胃肠减压引流液的颜色、性质、量。

护士:李大爷,胃肠减压装置已为您连接固定好,请您翻身、起床时注意不要将导管脱出,我会及时记录引流液的情况,并及时倾倒,谢谢您的配合,医生会根据检查结果为您做下一步的治疗。

6. 拔管

(1)先将吸引装置与胃管分离,捏紧胃管末端。

(2)嘱患者吸气后屏气,用纱布包裹鼻孔处的胃管,边拔边擦拭,胃管尖端至咽喉处时迅速拔出。

(3)清洁患者鼻部、面部。

(4)记录拔管时间及患者情况。

7. 注意事项

(1)给昏迷患者插胃管时,应先撤去枕头,头向后仰,当胃管插入 15 cm 时,将患者头部托起,使下颌靠近胸骨柄以增加咽喉部通道的弧度,便于胃管顺利通过会厌部。

(2)插管时患者出现恶心,应休息片刻,嘱患者深呼吸再插入。出现呛咳、呼吸困难、发绀等情况,立即拔出,休息后重新插入。

(3)每日做口腔护理,定时更换负压引流装置。

(4)食管和胃部手术后,冲洗胃管有阻力时不可强行冲洗,通知医生,采取相应措施。

(5)长期胃肠减压者,定期更换胃管,从另一侧鼻孔插入。

四、评分标准

见表 3-2。

表 3-2　急性胰腺炎评分标准

姓名:__________　　　　总得分:__________

评价内容	分值	技术实施要点	存在问题
1. 知识(40 分)	2	急性胰腺炎的概念	
	2	急性胰腺炎的病因及发病机制	
	5	急性胰腺炎的分型、症状、体征	
	5	急性胰腺炎的并发症及观察要点	
	3	急性胰腺炎的实验室及其他检查结果	
	4	急性胰腺炎的诊断要点、治疗要点	
	4	急性胰腺炎的常用护理诊断和护理措施	
	4	急性胰腺炎的常见并发症:低血容量性休克的急救措施	
	4	急性胰腺炎的常见并发症:急性呼吸窘迫综合征的急救措施	
	3	急性胰腺炎患者“腹痛”护理诊断的相关因素及护理措施	
	4	急性胰腺炎的疾病相关知识指导及饮食指导	
2. 能力(40 分)	6	对患者进行资料收集(主动且完整介绍自己,正确说明评估目的,引导患者充分回答相关问题,对患者基本资料、现病史资料、既往史资料、家族史资料、心理-行为-社会资料收集完整)	
	6	对患者进行身体评估,与患者良好沟通和安慰患者,做好急性胰腺炎的相关体检的物品准备,体检主要内容包括:生命体征、意识、面部表情、体位、腹痛腹胀程度、腹部体征、胃肠道症状、四肢末端皮肤颜色、温度、湿度、听诊肠鸣音等	

续表 3-2

评价内容	分值	技术实施要点	存在问题
2. 能力（40 分）	5	能配合进行相关检查（抽血进行血常规、淀粉酶测定、血清脂肪酶测定、C 反应蛋白测定、其他生化检查等）	
	5	正确判断患者的护理问题，指出相关因素	
	7	胃肠减压技操作（见基础护理学“胃肠减压技术”的评分标准）	
	7	做好患者的病情监测，正确选择护理级别，遵医嘱给予心电监护，胃肠减压，观察精神意识状态、腹痛腹胀程度、血压、脉搏、出入液量、尿量、甲床和四肢末梢皮肤色泽温度、肠鸣音次数，定期复查血常规、淀粉酶、血清脂肪酶、炎症因子测定、电解质等变化	
	4	对患者及家属进行健康指导，对急性胰腺炎患者进行正确的饮食指导、疾病知识指导、相应的生活护理和心理指导	
3. 素质（10 分）	5	能正确运用个体化沟通策略与技巧，语言规范，充分体现人文关怀理念	
	5	团队成员共同探讨情景设计，分工协作，平等尊重，互相帮助，配合默契，在规定时间内共同参与完成各项实验任务	
4. 提问（10 分）（1 ~2 个问题）	5		
	5		
5. 总分	100		

五、选择题

1. 诊断急性胰腺炎时，血清淀粉酶至少应超过正常值的（　　）
   A. 1 倍　　B. 2 倍
   C. 3 倍　　D. 4 倍
   E. 5 倍
2. 急性胰腺炎止痛应禁用（　　）
   A. 西咪替丁　　B. 吗啡
   C. 生长抑素　　D. 阿托品
   E. 哌替啶
3. 急性胰腺炎的主要表现和首发症状是（　　）
   A. 恶心、呕吐　　B. 发热
   C. 腹痛　　D. 水、电解质及酸碱平衡紊乱
   E. 休克

4. 对一位典型的胰腺炎患者,不需要立即采取哪项治疗措施(　　)
A. 禁食和胃肠减压　B. 抗生素
C. 输液　D. 肾上腺皮质激素
E. 镇痛药

5. 急性胰腺炎患者采取禁食和胃肠减压的目的是(　　)
A. 缓解疼痛　B. 预防感染
C. 减少胃酸与食物刺激胰腺分泌　D. 减少呕吐
E. 减少对胃黏膜的刺激

6. 一般成人胃管插入深度为(　　)
A. 45 ~ 55 cm　B. 45 ~ 50 cm
C. 35 ~ 55 cm　D. 45 ~ 75 cm
E. 40 ~ 55 cm

7. 护理胃肠减压的患者时,下列哪项是错误的(　　)
A. 及时更换负压鼓　B. 鼻饲药物后胃肠减压仍应持续进行
C. 注意口腔清洁　D. 观察并记录引流液的量、颜色、性质
E. 维持水、电解质平衡

8. 下列哪项不是胃肠减压的目的(　　)
A. 保证不能经口进食的患者摄入足够的营养、水分和药物
B. 可减轻肠梗阻患者的腹胀症状
C. 胃肠道手术前的准备
D. 观察病情变化,协助诊断
E. 术后减轻腹胀

9. 胃肠减压期间,水、电解质、酸碱平衡紊乱最常见的是(　　)
A. 低钾　B. 低钠
C. 低钙　D. 低氯
E. 低镁

10. 下列哪项不是胃肠减压的并发症(　　)
A. 呼吸道感染　B. 肠瘘
C. 肠梗阻　D. 电解质紊乱
E. 腹泻

六、选择题答案

1. C　2. B　3. C　4. D　5. C　6. A　7. B　8. A　9. A　10. E

七、评判性思考

王某,女性,60 岁,上腹痛 2 d,2 d 前进食 1 h 后出现上腹正中隐痛,逐渐加重,呈持续性,向腰背部放射,仰卧、咳嗽或活动时加重,伴低热、恶心、频繁呕吐,吐出食物、胃液和胆汁,吐后腹痛无减轻,多次使用止痛药无效。发病以来无咳嗽、胸痛、腹泻及排尿异

常。既往有胆石症多年，但无慢性上腹痛史，无反酸、黑便史，无明确的心、肺、肝、肾病史，个人史、家族史无特殊记载。

查体：T 39 ℃，P 104 次/min，R 19 次/min，BP 130/80 mmHg，急性病容，蜷缩体位，皮肤干燥，无出血点，浅表淋巴结未触及，巩膜无黄染，心肺无异常，腹部平坦，上腹部轻度肌紧张，压痛明显，反跳痛，未触及肿块，墨菲征（Murphy）征阴性，肝肾区无明显叩痛，移动性浊音阳性，肠鸣音弱。

辅助检查：白细胞总数 22×10^9/L，中性粒细胞 86%，淀粉酶 220 U/L，脂肪酶 178 U/L，葡萄糖 8.31 mmol/L，C 反应蛋白 21.4 mg/L，腹平片未见膈下游离气体和气液平面，肠管稍扩张。

分析以下问题：

（1）请列出该患者可能的医疗诊断。

（2）应如何为患者进行疼痛的护理？

（3）列出并完成 3 项护理临床操作。

（杨　瑾）

项目三　上消化道出血患者的护理

【实验学时】

2 学时。

【实验类型】

综合型实验。

【学习目标】

1. 能应用临床思维的方法对上消化道出血患者进行护理评估,分析病情。
2. 能配合进行纤维胃镜诊疗技术的护理。
3. 熟悉上消化道出血患者的护理流程。

【实验准备】

1. 物品准备

(1)血压计。

(2)听诊器。

(3)鼻胃管。

(4)静脉穿刺抽血用物。

(5)静脉输液装置。①治疗车上面:注射器 1 mL、2 mL、5 mL、20 mL 各 2 个,输液器,输液贴,止血带,乙醇,碘酒或安尔碘,快速洗手液,污物碗,输液卡,输液治疗卡,砂轮;②治疗车下面:浸泡止血带的消毒液桶、利器盒、污物回收桶;抢救药:盐酸肾上腺素、地塞米松。

(6)胃镜检查用物:胃镜检查仪器 1 套,喉头麻醉喷雾器、无菌注射针头,2% 利多卡因、地西泮、肾上腺素等药物,其他用物如无菌手套、弯盘、牙垫、润滑剂、乙醇棉球、纱布、甲醛固定液标本瓶等。

2. 学生课前准备　每实验小班学生平均分成 4 组,选出组长 1 人。课前通过复习、查阅文献等小组学习强化上消化道出血急救处理的相关知识。

【情境案例】

张某,男,64 岁。因“节律性上腹痛 2 周,黑便 4 d,头晕、乏力 1 d”急诊收住入院。2 周前因老伴去世,操劳过度,每餐前及夜间节律性上腹痛发作,因事务繁忙未就医。4 d 前发现大便发黑,呈柏油样,初始成形,每日 1 ~ 2 次,每次量约 100 mL。今日晨起觉得头晕、乏力，大便后站立时更明显，同时伴脸色苍白、大汗淋漓，家人赶快将其送到医院急诊。既往十二指肠溃疡史10年，家族无类似症状者。

身体评估：T 37.2 ℃，P 105/min，R 22/min，BP 95/60 mmHg。贫血貌，神智尚清。腹部稍胀，柔软，无肠型及腹部包块，上腹部轻压痛，肝脾未触及，腹部叩诊鼓音，移动性浊音阴性，肠鸣音亢进。

实验室及其他检查：血常规示白细胞21.0×10^9/L，中性粒细胞0.85，血红蛋白88 g/L，红细胞3.3×10^{12}/L，血小板153×10^9/L；大便隐血(++++)。

【实验内容与步骤】

一、案例讨论

1. 如何对患者进行护理评估？

2. 根据患者病情，如何确立护理方案？

3. 请模拟以下情景并分析问题。

情境一：患者急诊入院，予以卧床休息、禁食、严密监测，急行血液相关检查后，医嘱予以口服冰盐水、补充血容量、抑酸等治疗。

分析以下问题：

(1)患者目前最迫切的救治措施是什么？护士该如何配合？

(2)此时护士病情监测应重点评估哪些方面？

(3)接诊该患者时团队成员如何分工协作？

情境二：患者经过以上治疗，心慌、头晕等症状好转，医生拟行纤维胃镜检查。

分析以下问题：

(1)如何评估该患者出血是否停止？

(2)纤维胃镜检查前后需要哪些护理配合？

二、学生分组

每组选5名学生进行角色扮演，2名护士；1名患者；1名患者家属；1名医生。操作实施结束后学生代表发言，教师点评分析。

三、技能训练：纤维胃镜检查术的护理

1. 术前护理

(1)介绍检查目的、方法。指导患者如何配合及可能出现的不适，消除患者的紧张情绪。

(2)仔细询问病史，了解有无青光眼、高血压，是否安装心脏起搏器、有无胃肠道传染病等。以排除检查禁忌。同时了解乙、丙型肝炎病毒感染情况，对阳性者用专门胃镜。

(3)指导术前禁食、禁水至少6～8 h。

(4)检查前30 min肌内注射阿托品0.5 mg，以减少消化道分泌物；精神紧张者可肌内注射安定10 mg。

2. 术中护理

(1)插管前 5 ~ 10 min 先用 2% 利多卡因对准患者咽部喷雾 2 ~ 3 次。

(2)协助患者取左侧卧位,头稍后仰,与肩同高,放松腰带和领扣,胸前铺橡胶单,颌下置一弯盘,张口咬住牙垫。

(3)协助医生将润滑剂涂于胃镜的弯曲部,当胃镜进入咽喉时嘱患者做吞咽动作,使胃镜头徐徐插入胃部。如患者出现恶心症状,可嘱患者做深呼吸缓解。观察患者面色、脉搏、呼吸等改变,如有异常立即报告医生并停止操作。

(4)嘱患者在操作过程中不要做过多的吞咽动作,防止唾液吸入气道及引起喉头疼痛。

3. 术后护理

(1)检查完毕后协助患者缓慢坐起。

(2)嘱患者检查后 1 ~2 h 待咽部麻醉作用消失后,可先少量饮水,如无呛咳,则可进软食;活检 4 h 后方可进温凉流食,以减少对胃黏膜创面的摩擦。

(3)术后指导患者如出现持续胸痛、腹痛、黑便、呕血等应立即报告医生。术后 1 ~ 2 d 内,如咽喉部吞咽时仍有梗痛感,可用一些消毒漱口水漱口,或用含片含漱。告知患者检查当日避免剧烈活动。

(4)术后彻底清洁、消毒内镜及有关器械,妥善保管,避免交叉感染。

4. 注意事项

(1)非急诊情况下,如患者已做钡餐检查最好 3 d 后再做该项检查,幽门梗阻者则应禁食 2 ~3 d,必要时需洗胃,以排空胃内容物,使镜检时视野清晰。

(2)如有必要,胃镜下可对病变部位做摄影活检,留取标本,放入 10% 甲醛标本瓶。

四、评分标准

见表 3-3 和表 3-4。

表 3-3　上消化道出血患者护理评分标准

姓名:__________　　　　总得分:__________

评价内容	分值	技术实施要点	存在问题
1. 知识 (40 分)	15	上消化道出血的护理评估要点(上消化道大出血概念、病因、常见临床表现、辅助检查表现)	
	10	上消化道出血的处理要点(补充血容量、止血与原发病处理)	
	15	上消化道出血的护理措施(一般护理、病情观察内容、用药护理、胃镜检查术的护理、其他止血措施的护理等)	
2. 能力 (40 分)	6	对患者进行资料收集(主动介绍自己,正确说明评估目的,掌握问诊方法与技巧,能完整准确收集到上消化道出血的常见病因病史资料和临床表现特点)	

续表 3-3

评价内容	分值	技术实施要点	存在问题
2. 能力 (40 分)	6	对患者进行身体评估，与患者良好沟通和安慰患者，做好上消化道出血的相关体检的物品准备，体检主要内容包括生命体征、面容表情、体位、意识、四肢末端皮肤颜色、温度、湿度、听诊肠鸣音等	
	5	能配合进行相关检查（抽血进行血常规、交叉配型、网织红细胞计数、血细胞比容、血尿素氮等检查，采集标本行 OBT 等）	
	7	胃镜检查技术护理（见表 3-4“胃镜操作技术护理评分标准”）	
	9	做好患者的病情监测，正确选择护理级别，必要时进行心电监护，观察精神意识状态、呕血、黑便情况、血压、脉搏、出入液量、尿量、甲床和四肢末梢皮肤色泽温度、肠鸣音次数，定期复查血红蛋白含量、网织红细胞计数、血细胞比容、白细胞计数、血尿素氮、OBT 等，监测血清电解质和血气分析变化	
	7	对患者及家属进行健康指导，对出血患者进行正确的饮食指导、休息活动及安全指导、相应的生活护理和心理指导	
3. 素质 (10 分)	5	能正确运用沟通策略与技巧、语言规范，充分体现人文关怀理念	
	5	团队成员共同探讨情景设计，分工协作、平等尊重、互相帮助、配合默契，在规定时间内共同完成各项实验任务	
4. 提问 (1～2 个问题) (10 分)	5		
	5		
5. 总分	100		

表 3-4　胃镜操作技术护理评分标准

姓名：__________　　　　　总得分：__________

评价内容	分值	技术实施要点	评分等级					存在问题
			Ⅰ	Ⅱ	Ⅲ	Ⅳ	Ⅴ	
1. 操作前评估 (15 分)	5	询问、了解患者有无心血管等严重疾病和传染病史	5	4	3	2	1	
	5	向患者解释操作的目的及方法，取得患者配合	5	4	3	2	1	
	5	评估患者口腔情况，有无义齿等，以备插胃镜	5	4	3	2	1	

续表 3-4

评价内容	分值	技术实施要点	评分等级					存在问题
			Ⅰ	Ⅱ	Ⅲ	Ⅳ	Ⅴ	
2. 操作配合（65 分）	5	核对医嘱，做好准备	5	4	3	2	1	
	10	携用物至患者旁，准备利多卡因做咽部麻醉	10	8	6	4	2	
	10	核对后协助患者取左侧卧位，放置弯盘、牙垫等	10	8	6	4	2	
	10	配合医生插胃镜，及时清理患者口周分泌物等	10	8	6	4	2	
	10	观察胃镜插入深度并提醒患者配合	10	8	6	4	2	
	10	观察患者面色、呼吸、脉搏等	10	8	6	4	2	
	10	退镜后及时擦拭镜身黏附物	10	8	6	4	2	
3. 指导患者（10 分）	5	指导患者术后饮食	5	4	3	2	1	
	5	告知患者术后可能出现的不适与处理方法	5	4	3	2	1	
4. 提问（1～2 个问题）（10 分）	5		5	4	3	2	1	
	5		5	4	3	2	1	
5. 总分	100		100	80	60	40	20	

评分等级：Ⅰ级表示操作熟练、规范，无缺项，与患者沟通自然、语言通俗易懂；Ⅱ级表示操作熟练，有 1～2 处缺项，欠规范，与患者沟通不够自然；Ⅲ级表示操作欠熟练，有 2～3 处缺项，欠规范，与患者沟通较少；Ⅳ级表示操作不熟练、不规范，有 4 处以上缺项，无沟通；Ⅴ级表示操作混乱、无序

五、选择题

1. 下列哪种患者不适合做胃镜检查（　　）
   A. 精神失常者　　B. 严重凝血障碍者
   C. 腐蚀性食管炎者　　D. 严重心肺功能不全者
   E. 以上都是
2. 胃镜检查的适应证不包括（　　）
   A. 疑有上消化道疾病者　　B. 上消化道出血不明原因者
   C. 所有上腹部疼痛者　　D. 胃炎、溃疡随访监测
   E. 溃疡、可疑占位、溃疡和其他不明性质疾病者
3. 目前内镜最常用的消毒剂是（　　）
   A. 2% 戊二醛溶液　　B. 氯巴定
   C. 肥皂水　　D. 苯扎溴铵
   E. 氧氯灵
4. 胃镜检查患者的护理下列哪一项是错误的（　　）
   A. 检查前禁食 8 h　　B. 检查完即可进食水
   C. 腹胀者可进行按摩，促进排气　　D. 检查前可皮下注射阿托品

E. 检查后当日可以进食流质食物或以易消化半流质饮食为主

5. 消化性溃疡患者的健康教育，下列哪项是错误的(　　)

A. 生活要有规律、劳逸结合　　B. 避免刺激性食物

C. 胃黏膜保护剂宜在饭后服用　　D. 抑酸药物宜在空腹时服用

E. 季节变换时应注意保暖

六、选择题答案

1. E　2. C　3. A　4. B　5. C

七、评判性思考

患者，女，48 岁，主诉：呕血 2 h。2 h 前进食后出现呕血，为鲜红色，含有未消化胃内容物及血凝块，量约 700 mL，30 min 后因饮水再次呕淡红色液体约为 1 000 mL，即感头晕、口渴、心悸，无黑便及腹痛，无饮酒及服用非甾体类抗炎药史。既往 15 年前查 HBcAb(+)，5 年前Ⅳ型胶原为 225 ng/mL。

查体：T 36.6 ℃，P 98 次/min，R 22 次/min，BP 95/60 mmHg。明显消瘦，精神状态差，面色灰暗无光泽，巩膜黄染，颈部可见蜘蛛痣，手掌大小鱼际肌处发红。两肺呼吸音清晰，未闻及干、湿啰音。心率 98 次/min，律齐无杂音。腹部膨隆，压痛(+)，肝浊音界于右锁骨中线上第 4 肋间，右肋下未触及，脾于左肋下约 2 cm，移动性浊音(+)。四肢脊柱无畸形，神经系统无异常。

辅助检查：腹部 B 超示脾增大，门静脉增宽；血常规示血小板 51×10^9/L，血红蛋白 85 g/L。大便隐血(++++)。

分析以下问题：

(1)请列出该患者可能的医疗诊断。

(2)该患者目前最紧急迫切的处理是什么？需要做哪些相关的病情监测？

(3)列出并完成 3 项护理操作技术。

（秦璐莹）

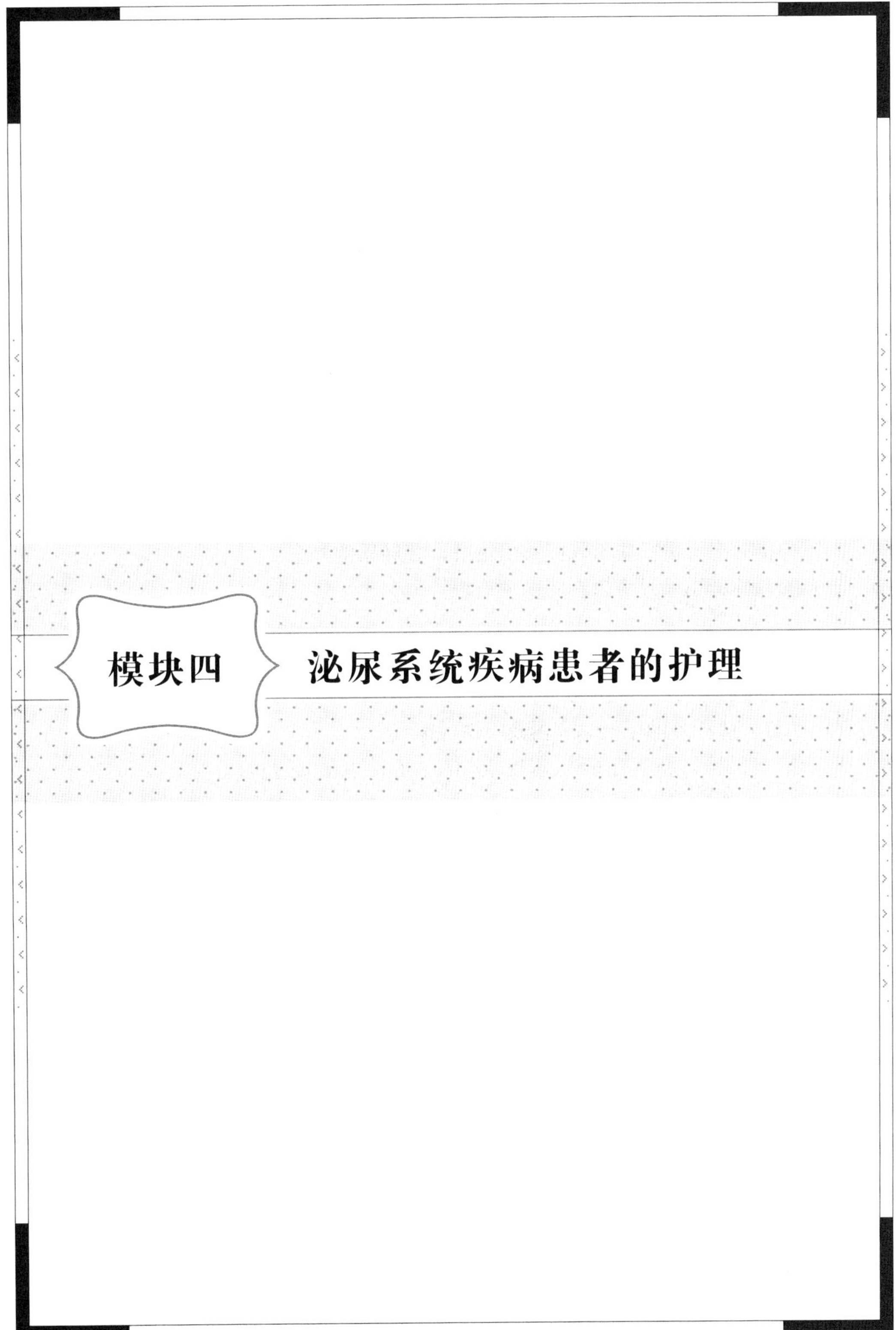

模块四　泌尿系统疾病患者的护理

项目一　急性肾小球肾炎患者的护理

【实验学时】

2学时。

【实验类型】

综合型实验。

【学习目标】

1. 能应用临床思维的方法对急性肾小球肾炎患者进行护理评估，分析病情。
2. 正确指导患者进行尿常规标本采集及留置导尿的配合。
3. 熟悉急性肾小球肾炎患者的护理流程。

【实验准备】

1. 物品准备

（1）贴好检验标签的尿标本容器及一次性尿杯。

（2）一次性导尿包、手消毒液、弯盘、胶布、一次性中单，必要时备便盆。

（3）各种操作流程表。

（4）静脉输液装置：准备用物。①治疗车上层：注射器1 mL、2 mL、5 mL、20 mL各2个，输液器，输液贴，止血带，乙醇，碘酒或安尔碘，快速洗手液，弯盘，输液观察卡，输液治疗卡，砂轮；②治疗车下层：污物回收桶、利器盒、医疗垃圾袋或桶。

2. 学生课前准备　每实验小班学生平均分成4组，选出组长1人。课前通过复习、查阅文献等小组学习强化急性肾小球肾炎患者护理的相关知识。

【情境案例】

刘某某，女，36岁，以“水肿5 d”为主诉入院，患者20 d前无明显诱因出现咽部不适，伴低热，自行服药后症状消失。5 d前饮酒后出现双下肢水肿，以左下肢为重，伴尿量减少（700 mL/d），无发热、关节疼痛，无肉眼血尿，无腹泻、恶心、呕吐。1 d前至当地查血常规：血红蛋白89 g/L；生化：谷丙转氨酶65.3 U/L、谷草转氨酶58.3 U/L、白蛋白24.5 g/L、尿素17.85 μmol/L、肌酐105 μmol/L、尿酸595 μmol/L、总胆固醇6.29 mmol/L；尿常规：蛋白（++）；为求进一步诊治至我院，门诊以“肾病综合征、肝功能损伤”为诊断收入科。入院时生命体征：T 36.5 ℃，P 100次/min，R 18次/min，BP 184/130 mmHg。

既往史：20年前右上肢曾受外伤，无高血压、心脏疾病病史，无糖尿病、脑血管疾病病史,无肝炎、结核、疟疾病史,预防接种史随社会计划免疫接种,无手术、外伤、输血史,无食物、药物过敏史。

实验室检查:红细胞沉降率 92.00 mm/h,补体 C3 0.80 g/L,红细胞计数 2.15×10^{12}/L,血红蛋白 79.0 g/L,尿素 17.59 mmol/L,肌酐 128 μmol/L,尿酸 602 μmol/L,β_2 微球蛋白 11.54 mg/L,α_1 微球蛋白 47.00 mg/L,谷草转氨酶 41 U/L,谷氨酰转肽酶 179 U/L,总蛋白 46.4 g/L,白蛋白 22.8 g/L,前白蛋白 178 mg/L,尿隐血(+++),尿蛋白(+++),胆碱酯酶 3.50 kU/L,降钙素原 0.318 ng/mL,尿蛋白定性(+++),尿总蛋白浓度 18.40 g/L,24 h 尿白蛋白总量 16.022 g,24 h 尿蛋白总量 18.40 g,尿微量白蛋白 16 022.00 mg/L。

肾脏穿刺病理提示:伴 IgA 沉积的感染后相关性肾小球肾炎。

【实验内容与步骤】

一、案例讨论

1. 如何对患者进行护理评估?

2. 根据患者病情,如何确立护理方案?

3. 请模拟以下情境并分析问题。

情景一:患者自行步入病房,给予各项护理评估及健康宣教,T 36.5 ℃,P 100 次/min,R 18 次/min,BP 184/130 mmHg,意识清醒、精神正常、睡眠可,双下肢水肿,以左下肢为重。遵医嘱为患者完成下一步的检验标本采集及治疗措施,留取尿常规标本。

分析以下问题:

(1)护士如何为患者留取尿常规标本?

(2)护士如何指导患者自行留取尿常规标本?

情景二:患者入院后为进一步明确患者肾小球肾炎的临床分型,医生为其行肾穿刺活检术。术后患者绝对卧床休息,5 h 后患者诉腹胀,排尿困难,膀胱高度充盈,诱导排尿无效,遵医嘱给予留置导尿。

分析以下问题:

(1)护士如何对患者进行留置导尿?

(2)护士如何指导患者配合留置导尿的操作?

二、学生分组

每组选 5 名学生进行角色扮演,2 名护士;1 名患者;1 名患者家属;1 名医生。操作实施结束后学生代表发言,教师点评分析。

三、技能训练

(一)尿常规标本采集

1. 评估患者并解释

(1)评估:患者的年龄、病情、意识状态、排尿情况、生活自理能力及配合程度,女性患者是否在月经期。

(2)解释:向患者及家属解释尿常规标本采集的目的、方法、注意事项及配合要点。

2. 准备

(1)患者准备:体位舒适。

(2)环境准备:光线充足或有足够的照明,酌情关闭门窗,温度适宜、隔帘阻挡。

(3)护士准备:着装整洁,修剪指甲,洗手,戴口罩。

(4)用物准备:贴好检验标签的尿标本容器及一次性尿杯、手消毒液。

3. 核对

(1)核对医嘱并打印检验标签,将标签贴在留取标本的容器上。

(2)携用物至患者床旁,核对患者床号、姓名、腕带。

护士:您好,您叫什么名字?请让我看一下您的腕带。

4. 留取标本

(1)能自理的患者,给予标本容器,嘱其将其晨起第1次中段尿留在容器内。

(2)不能自理患者,协助患者在床上使用便器,收集尿液于标本容器内。

(3)留置导尿管的患者,先放空尿袋内的尿液,待重新有尿排出后于集尿袋开口处收集尿液。

5. 整理

(1)协助患者取舒适体位。

(2)及时送检,洗手。

6. 注意事项

(1)宜留取晨尿,因晨尿浓度高,未受饮食的影响,检验结果准确。

(2)女性患者月经期不宜留取尿标本;会阴部分泌物过多时,应先清洗再收集。

(3)标本留取后应及时送检,最好不要超过2 h,以免细菌繁殖、细胞溶解、被污染等。

(二)留置导尿管术

1. 评估患者并解释

(1)评估:患者的年龄、病情、意识状态、排尿情况、生活自理能力、会阴部黏膜情况及清洁度、配合程度。

(2)解释:向患者及家属解释有关留置导尿术的目的、方法、注意事项及配合要点。

2. 准备

(1)患者准备:体位舒适。

(2)环境准备:围帘或屏风遮挡患者,温度适宜,光线充足,酌情关闭门窗。

(3)护士准备:着装整洁、修剪指甲、洗手、戴口罩。

(4)用物准备:一次性导尿包、手消毒液、弯盘、胶布、一次性中单,必要时备便盆。

3. 核对　携用物至患者床旁,核对患者床号、姓名、腕带。

护士:您好,您叫什么名字?请让我看一下您的腕带。

4. 协助患者

(1)移床旁椅至操作同侧的床尾,将便盆放床尾椅上,打开便盆巾。

(2)松开床尾盖被,帮患者脱去对侧裤腿,盖在近侧腿部,并盖上浴巾,对侧腿用盖被遮盖。

(3)协助患者取屈膝仰卧位,两腿略外展,暴露外阴。

5. 垫巾　将小橡胶单和治疗巾垫于患者臀下,弯盘置于近外阴处,消毒双手,核对检查并打开导尿包,取出初步消毒用物,操作者一只手戴上手套,将消毒液棉球倒入小方盘内。

6. 消毒与导尿　根据男、女患者尿道的解剖特点进行消毒、导尿(本例患者为女性,所以以女性为例)。

(1)初步消毒:操作者一只手持镊子夹取消毒液棉球初步消毒阴阜、大阴唇,另一只戴手套的手分开大阴唇,消毒小阴唇和尿道口;污棉球置弯盘内;消毒完毕脱下手套置弯盘内,将弯盘及小方盘移至床尾处。

(2)打开导尿包:用洗手消毒液消毒双手后,将导尿包放在患者两腿之间,按无菌技术操作原则打开治疗巾。

(3)戴无菌手套,铺孔巾:取出无菌手套,按无菌技术操作原则戴好无菌手套,取出孔巾,铺在患者的外阴处并暴露会阴部。

(4)整理用物,润滑尿管:按操作顺序整理好用物,取出导尿管,用润滑液棉球润滑导尿管前段,根据需要将导尿管和集尿袋的引流管连接,取出消毒液棉球放于弯盘内。

(5)再次消毒:弯盘置于外阴处,一只手分开并固定小阴唇,另一只手持镊子夹取消毒液棉球,分别消毒尿道口、两侧小阴唇、尿道口。污棉球、弯盘、镊子放床尾弯盘内。

(6)导尿:将方盘置于孔巾口旁,嘱患者张口呼吸,用另一把镊子夹持导尿管对准尿道口轻轻插入尿道 4～6 cm,见尿液流出再插入 1 cm 左右,松开固定小阴唇的手下移固定导尿管,将尿液引入集尿袋内。

7. 固定

(1)固定导尿管:见尿液后再插入 7～10 cm。夹住导尿管尾端或连接集尿袋,连接注射器,根据导尿管上注明的气囊容积向气囊注入等量的无菌溶液,轻拉导尿管有阻力感,即证实导尿管固定于膀胱内。

(2)固定集尿袋:导尿成功后,夹闭引流管,撤下孔巾,擦净外阴,用安全别针将集尿袋的引流管固定在床单上,尿袋固定于床沿下,开放导尿管。

8. 操作后处理

(1)整理导尿用物弃于医用垃圾桶内,撤出患者臀下的小橡胶单和治疗巾放治疗车下层,脱去手套。

(2)协助患者穿好裤子,取舒适卧位,整理床单位。

(3)洗手,记录。

9. 注意事项

(1)严格执行查对制度和无菌技术操作原则。

(2)在操作过程中注意保护患者的隐私,并采取适当的保暖措施,防止患者受冷。

(3)对膀胱高度膨胀且极度虚弱的患者,第 1 次放尿不得超过 1 000 mL。因为大量放尿可使腹腔内压急剧下降,血液大量滞留在腹腔内,导致血压下降而虚脱;另外膀胱内压突然降低,还可导致膀胱黏膜急剧充血,发生血尿。

(4)老年女性尿道口回缩,插管时应仔细观察、辨认,避免误入阴道。

(5)为女性患者插尿管时,如导尿管误入阴道,应更换无菌导尿管,然后重新插管。

(6)为避免损伤和导致泌尿系统的感染,必须掌握男性和女性尿道的解剖特点。

(7)气囊导尿管固定时要注意不能过度牵拉尿管,以防膨胀的气囊卡在尿道内口,压迫膀胱壁或尿道,导致黏膜组织的损伤。

四、评分标准

见表4-1。

表4-1　急性肾小球肾炎评分标准

姓名:__________　　　　总得分:__________

评价内容	分值	技术实施要点	存在问题
1. 知识(40分)	1	急性肾小球肾炎的概念	
	6	急性肾小球肾炎的症状、体征、严重程度分级和病程分期	
	7	急性肾小球肾炎的实验室及其他检查结果	
	7	急性肾小球肾炎的诊断要点、治疗要点	
	6	急性肾小球肾炎所致“体液过多”的相关因素和护理措施	
	6	急性肾小球肾炎患者“有皮肤完整性受损的危险”护理诊断的相关因素和护理措施	
	6	急性肾小球肾炎患者的饮食护理、病情观察和用药护理	
	1	急性肾小球肾炎患者的潜在并发症	
2. 能力(40分)	5	对患者进行资料收集(主动且完整介绍自己,正确说明评估目的,引导患者充分回答相关问题,对患者基本资料、现病史资料、既往史资料、家族史资料、心理-行为-社会资料收集完整)	
	5	对患者进行身体评估,正确洗手,用物准备齐全。检查内容主要包括:生命体征;皮肤黏膜情况,有无水肿;胸廓及肺部检查;心脏检查;腹部检查,有无肾区叩击痛及输尿管点压痛 要求方法及动作正确,检查结果正确,并注意到患者反应及适时安慰,对检查结果能正确解释,且记录完整	
	7	尿液标本采集(见基础护理学“尿液标本采集”评分标准)	
	5	正确判断患者的护理问题,指出相关因素	
	7	确定护理方案,安慰患者,留置导尿管术(见基础护理学“留置导尿管术”评分标准);心电监护;建立静脉输液通路,遵医嘱用药;安慰患者;巡视及做好护理记录	

续表 4-1

评价内容	分值	技术实施要点	存在问题
2. 能力 (40 分)	5	指出病情观察的主要内容: (1)记录 24 h 出入液量,密切监测尿量变化 (2)定期测量患者体重 (3)观察身体各部位水肿的消长情况 (4)监测患者的生命体征,尤其是血压	
	6	对患者及家属进行健康指导: (1)疾病预防指导,预防受凉 (2)疾病知识指导,加强休息,愈后适当参加体育活动,避免重体力劳动和劳累 (3)饮食指导,低盐饮食,制订含有足够热量和蛋白质的饮食计划	
3. 素质 (10 分)	5	能正确运用个体化沟通策略与技巧,语言规范,充分体现人文关怀理念	
	5	团队成员共同探讨情景设计,分工协作,平等尊重,互相帮助,配合默契,在规定时间内共同参与完成各项实验任务	
4. 提问 (10 分) (1～2 个问题)	5		
	5		
5. 总分	100		

五、选择题

1. 对于急性肾小球肾炎水肿的主要原因,描述正确的是(　　)
   A. 肾小球滤过率降低　　B. 肾小管重吸收增加
   C. 大量血浆蛋白吸收减少　　D. 继发性醛固酮分泌增多
   E. 继发性心功能不全
2. 引起急性肾小球肾炎感染后免疫反应的最常见的病原体是(　　)
   A. 病毒　　B. 支原体
   C. 乙型溶血性链球菌　　D. 金黄色葡萄球菌
   E. 真菌
3. 急性肾小球肾炎最常见的并发症是(　　)
   A. 慢性肾功能衰竭、严重循环充血　　B. 营养不良、高血压脑病、慢性肾衰竭
   C. 高血压脑病、营养不良、急性肾衰竭　　D. 严重循环充血、营养不良、急性肾衰竭
   E. 严重循环充血、高血压脑病、急性肾衰竭
4. 急性肾小球肾炎的并发症多发生在起病后(　　)

A. 第 1 ~2 周　　B. 第 2 ~3 周
C. 第 3 周后　　D. 第 4 周
E. 第 1 ~2 个月

5. 护士应重点观察急性肾炎患儿病情加重的时间,该时间多在发病后(　　)
A. 1 ~2 周　　B. 3 周后
C. 3 ~4 周　　D. 5 周
E. 4 ~6 周

6. 关于急性肾小球肾炎的治疗措施,下列正确的是(　　)
A. 卧床休息 8 周以上　　B. 激素治疗
C. 免疫抑制剂治疗　　D. 应用青霉素 7 ~10 d
E. 血压正常后,可恢复上学及正常活动

7. 急性肾小球肾炎患儿应给予降压药治疗的指征是(　　)
A. 舒张压高于 110 mmHg　　B. 舒张压高于 95 mmHg
C. 舒张压高于 85 mmHg　　D. 舒张压高于 80 mmHg
E. 舒张压高于 90 mmHg

8. 护士向急性肾小球肾炎患儿家长解释目前为患儿应用青霉素的目的是(　　)
A. 防止继发感染　　B. 预防肾炎症进一步发展
C. 消除体内残余病灶内的细菌　　D. 防止其他合并症
E. 防止病情恶化

9. 护士向急性肾小球肾炎患儿家长解释患儿可以上学的标准是(　　)
A. 血压正常　　B. 镜下血尿消失
C. 双眼睑水肿消退　　D. 红细胞沉降率正常
E. 尿量正常

10. 护士为急性肾小球肾炎患儿家长指导出院后患儿的饮食注意事项中,告诉其停用低盐饮食的标准是(　　)
A. 尿常规正常　　B. 镜下血尿消失
C. 水肿消退、血压正常　　D. 阿迪计数正常
E. 红细胞沉降率正常

11. 张某,女性,50 岁,脊髓损伤致尿失禁,留置导尿 7 d。尿管引流通畅,尿液色黄、混浊。应给予的护理措施是(　　)
A. 及时拔除导尿管　　B. 每天更换导尿管
C. 每天进行尿道口消毒　　D. 安慰患者情绪
E. 鼓励患者多饮水,并进行膀胱冲洗

12. 尿失禁的患者留置导尿管的目的是(　　)
A. 正确记录尿量和尿比重　　B. 保持会阴部清洁、干燥
C. 便于尿液引流　　D. 便于冲洗膀胱
E. 防止尿潴留

13. 尿常规检查时,留取尿标本的时间是(　　)

A. 饭前半小时　　B. 全天尿液
C. 早晨第 1 次尿　　D. 有时收集尿液
E. 饭后半小时

14. 采集尿常规标本时嘱患者留取晨尿的量为(　　)
A. 5 mL　　B. 10 mL
C. 20 mL　　D. 50 mL
E. 90 mL

15. 尿常规检查尿标本的正确收集方法(　　)(多选题)
A. 昏迷患者用导尿法留取
B. 勿将粪便混于尿液中
C. 留取 100 mL 以上尿液放入清洁玻璃瓶
D. 留晨起第 1 次尿液约 100 mL 于瓶中
E. 女性患者经期不宜留取

六、选择题答案

1. A　2. C　3. E　4. A　5. A　6. D　7. E　8. C　9. D　10. C　11. A　12. B　13. C　14. D　15. ABCDE

七、评判性思考

张某某,10 岁,男童,因“血尿、颜面水肿 2 d”入院。患儿于入院前 7 d 因感冒后未予以重视,晨起发现双眼睑水肿伴肉眼血尿,伴尿量减少、发热、恶心、呕吐、头晕等症状;无盗汗、寒战,无胸闷、胸痛,无呼吸困难、发绀等症状;患儿家长为求治疗,遂急送至我院门诊就诊,门诊以“急性肾小球肾炎”收入我科住院治疗;患儿病后精神较差、睡眠欠佳、大便正常。入院查体:T 36.9 ℃,P 90 次/min,R 24 次/min,BP 145/80 mmHg,发育正常,营养中等,重病容,精神差,眼睑水肿,结膜稍苍白,巩膜无黄染。咽稍充血,扁桃体Ⅰ~Ⅱ度肿大,未见脓性分泌物,黏膜无出血点。心、肺无异常。腹平软,肝、脾肋下未扪及,双肾区叩痛,移动性浊音(-),肠鸣音正常。双下肢凹陷性水肿。

辅助检查:血红蛋白 83 g/L,红细胞 2.8×10^{12}/L,白细胞 11.3×10^{9}/L,血小板 207×10^{9}/L,红细胞沉降率 110 mm/h,尿蛋白(++),红细胞 10~12 个/HP,白细胞 1~4 个/HP,比重 1.010,24 h 尿蛋白定量 2.2 g。血生化:血尿素氮 36.7 mmol/L,肌酐 546.60 μmol/L,总蛋白 60.9 g/L,白蛋白 35.4 g/L,胆固醇 4.5 mmol/L,补体 C3 0.48 g/L,抗 ASO 800 IU/L。

分析以下问题:
(1)该患儿可能的医疗诊断是什么?
(2)如何对患儿进行治疗护理和健康宣教?
(3)列出并完成 3 项护理临床操作。

(刘石磊　李争艳)

项目二 慢性肾小球肾炎患者的护理

【实验学时】

2 学时。

【实验类型】

综合型实验。

【学习目标】

1. 能应用临床思维的方法对慢性肾小球肾炎患者进行护理评估,分析病情。
2. 正确指导患者进行血压测量,了解肾穿刺活组织检查的注意事项。
3. 熟悉慢性肾小球肾炎患者的护理流程。

【实验准备】

1. 物品准备

(1)治疗盘内备:血压计、听诊器、记录单。

(2)各种操作流程表。

(3)静脉输液装置:准备用物。①治疗车上面:注射器 1 mL、2 mL、5 mL、20 mL 各 2 个,输液器,输液贴,止血带,乙醇,碘酒或安尔碘,快速洗手液,弯盘,输液观察卡,输液治疗卡,砂轮;②治疗车下面:污物回收桶、利器盒、医疗垃圾袋或桶。

2. 学生课前准备　每实验小班学生平均分成4 组,选出组长1 人。课前通过复习、查阅文献等小组学习强化慢性肾小球肾炎患者护理的相关知识。

【情境案例】

孙某,男性,57 岁,水肿 1 个月余,患者 1 个月余前因间断咳嗽、流涕而就诊于当地诊所,给予感冒药物应用,服药后出现双眼睑水肿,2 d 后出现颜面部水肿,继而双下肢出现凹陷性水肿,伴泡沫尿,无腰痛,无尿频、尿急、尿痛,无光敏感、关节疼痛、咽腔红肿、口腔溃疡等伴随症状。后水肿症状加重,20 d 前就诊于当地市医院。

查血常规:白细胞数 7.43×10^9/L。血红蛋白 116.0 g/L,血小板计数 249×10^9/L;24 h 尿蛋白定量:尿总蛋白 6 268.202 mg/L,白蛋白 17 g/L;为进一步行肾穿刺活检明确诊断,遂来我院就诊。既往体健,发现高血压 20 d,最高血压 160/110 mmHg,规律口服降压药,无心脏疾病病史,无糖尿病、脑血管疾病病史,无肝炎、结核、疟疾病史,预防接种史随社会计划免疫接种,无手术、输血史,无食物、药物过敏史。生于本地,久居本地,无传染病接触史,吸烟史40年,1次1包,已戒,偶饮酒,无药物等嗜好,无从事有毒有害工种史,无放射性物质接触史,否认冶游史。无特殊家族史。

身体评估:T 36.0 ℃、P 70 次/min、R 20 次/min、BP 162/110 mmHg,患者神志清,精神可,发育正常,营养良好,体型匀称,神志清楚,自主体位,正常面容,表情自如,查体合作。左、右肾区无叩击痛,输尿管点无压痛,移动性浊音阴性,无液波震颤,双下肢水肿,睑结膜未见苍白,双眼睑未见水肿。

实验室及其他检查:血常规示白细胞计数 6.10×10^9/L,血红蛋白 108.0 g/L,血小板计数 274×10^9/L;尿常规:蛋白(+++);红细胞60个/μL;白细胞13个/μL;尿点式总蛋白 6.15 g/g;24 h 尿蛋白 8.34 g;血生化:葡萄糖 4.24 mmol/L;尿素 6.40 mmol/L;肌酐 122 μmol/L;尿酸 286 μmol/L;总蛋白 30.3 g/L;白蛋白 14.4 g/L;球蛋白 15.9 g/L;总胆固醇 10.02 mmol/L;三酰甘油 3.50 mmol/L;糖化血红蛋白 5.37%;凝血功能正常,传染病筛查(-)。CD_4细胞绝对计数 852.00 个/μL;ANA、ANCA、抗 GBM 抗体、ds-DNA 均阴性,抗磷脂酶 A_2受体抗体 368.0 RU/mL;炎症指标:红细胞沉降率 72.00 mm/h;降钙素原 0.17 ng/mL;C 反应蛋白 9.20 mg/L。

眼底:双眼视网膜后极部散在渗出,右眼视盘颞侧片状出血。

彩超:三尖瓣少量反流,左室舒张功能下降,心包积液(少量);左肾:125 mm×51 mm×56 mm,实质厚 19 mm,右肾 121 mm×50 mm×51 mm,实质厚 18 mm。

初步诊断:肾病综合征、高血压病。

【实验内容与步骤】

一、案例讨论

1. 如何对患者进行护理评估?

2. 根据患者病情,如何确立护理方案?

3. 请模拟以下情景并分析问题。

情景一:患者自行步入病房,给予各项护理评估及健康宣教,T 36.0 ℃、P 70 次/min、R 20 次/min、BP 162/110 mmHg,患者神志清,精神可,发育正常,营养良好,体型匀称,神志清楚,双下肢水肿,睑结膜未见苍白,双眼睑未见水肿。为进一步明确诊断需行肾穿刺活检术,术前血压应控制在不超过 140/90 mmHg,遵医嘱为患者进行常规血压监测。

分析以下问题:

(1)护士如何对患者进行血压监测?

(2)护士如何指导患者正确使用血压计及测量过程中的注意事项有哪些?

情景二:患者入院后为进一步明确诊断,医生为其行肾穿刺活检术。常规为患者进行术前术后护理。

分析以下问题:

(1)肾穿刺活检术的适应证有哪些?

(2)如何配合医生进行术前准备和术后护理?

二、学生分组

每组选5名学生进行角色扮演,2名护士;1名患者;1名患者家属;1名医生。操作实施结束后学生代表发言,教师点评分析。

三、技能训练

(一)血压测量的方法

1. 评估患者并解释

(1)解释:向患者及家属解释血压测量的目的、方法、注意事项及配合要点。

(2)评估:患者的年龄、病情、治疗情况、既往血压情况、服药情况、心理状态及合作程度。

2. 准备

(1)患者准备:体位舒适,情绪稳定;测量前患者至少坐位安静休息5 min,30 min内禁止吸烟或饮咖啡,排空膀胱,测量前有吸烟、运动、情绪变化等,应休息15~30 min后再测量;了解血压测量的目的、方法、注意事项及配合要点。

(2)环境准备:室内温度适宜、光线充足、环境安静。

(3)护士准备:衣帽整洁、修剪指甲、洗手、戴口罩。

(4)用物准备:治疗盘内备血压计、听诊器、记录单、笔。

3. 核对　携用物至患者床旁,核对患者床号、姓名、腕带。

护士:您好,您叫什么名字?请让我看一下您的腕带。

4. 测量血压

(1)体位:手臂位置(肱动脉)与心脏呈同一水平。坐位:平第4肋;仰卧位:平腋中线。

(2)手臂:卷袖,露臂,手掌向上,肘部伸直。

(3)血压计:打开,垂直放妥,开启水银槽开关。

(4)缠袖带:驱尽袖带内空气,平整置于上臂中部,下缘距肘窝2~3 cm,松紧度以能插入一指为宜。

(5)充气:触摸肱动脉搏动,将听诊器胸件置肱动脉搏动最明显处,一只手固定,另一只手握加压气球,关气门,充气至肱动脉搏动消失再升高20~30 mmHg。

(6)放气:缓慢放气,速度以水银柱下降4 mmHg/s为宜,注意水银柱刻度和肱动脉声音的变化。

(7)判断:听诊器出现的第一声搏动音,此时水银柱所指的刻度,即为收缩压;当搏动音突然变弱或消失,水银柱所指的刻度即为舒张压。

5. 整理血压计　排尽袖带内余气,扪紧压力活门,整理后放入盒内;血压计右倾45°,使水银全部流回槽内,关闭水银槽开关,盖上盒盖,平稳放置。

6. 体位　恢复体位。

7. 记录　将所测血压值按收缩压/舒张压 mmHg(kPa)记录在记录本上或者输入到移动护理信息的终端设备上。如120/84 mmHg。

8. 注意事项

(1)定期检测、校对血压计。测量前,检查血压计:玻璃管无裂损,刻度清晰,加压气球和橡胶管无老化、不漏气,袖带宽窄合适,水银充足、无断裂;检查听诊器:橡胶管无老化、衔接紧密,听诊器传导正常。

(2)对需持续观察血压的患者,应做到"四定",即定时间、定部位、定体位、定血压计,有助于测定的准确性和对照的可比性。

(3)发现血压听不清或异常,应重测。重测时,待水银柱降至"0"点,稍等片刻后再测量,必要时做双侧对照。

(4)注意测压装置(血压计、听诊器)测量者、受检者、测量环境等因素引起血压测量的误差,以保证测量血压的准确性。

(5)对血压测量的要求(中国高血压分类标准,2010 版):应相隔 1 ~2 min 重复测量,取 2 次读数的平均值记录。如果收缩压或舒张压的 2 次读数相差 5 mmHg 以上,应再次测量,取 3 次读数的平均值记录。首诊时要测量两上臂血压,以后通常测量较高读数一侧的上臂血压。

(二)肾穿刺活组织检查的护理

1. 术前护理

(1)向患者及家属说明肾活检的必要性和安全性及可能出现的并发症,并征得患者及家属同意。向患者解释肾穿刺操作,解除患者的恐惧心理,以取得患者的配合。

(2)训练患者俯卧位呼吸末屏气(大于 15 s),并练习卧床排尿。

(3)了解患者血压,术前血压应控制在不超过 140/90 mmHg。

(4)女性患者需了解月经周期,避开月经期。

(5)检查血常规、出血与凝血功能及肾功能,以了解有无贫血、出血倾向及肾功能水平,并做 B 超了解肾脏大小、位置及活动度、皮质厚度。

(6)查血型、备血,术前常规清洁肾区皮肤。

(7)术前排空膀胱。

(8)术前应用止血药物及抗生素。

2. 术后护理

(1)穿刺点加压 3 ~5 min,并给予腹带加压包扎。

(2)平车送患者回房间,并小心平移至病床上。

(3)术后卧床 24 h;前 8 h 必须仰卧,腰部严格制动,四肢可缓慢小幅度活动,严禁翻身和扭转腰部,8 h 后协助患者翻身,24 h 或 36 h 后可下床活动。

(4)术后 24 h 内严密监测血压、脉搏,观察尿液颜色、有无腹痛、腹胀、腰痛、腹部有无包块等,必要时行 B 超检查。

(5)若病情允许,嘱患者少量多次饮水,促进排尿,以免血块阻塞尿路,避免一次大量饮水,引起胃部不适,如恶心、呕吐等,诱发出血,同时留取术后前 3 次尿标本常规送检。

(6)饮食给于高营养,易消化食物,防止大便干燥,避免或及时处理便秘、腹泻和剧烈咳嗽。

(7)术后 1 个月内禁止剧烈运动或重体力劳动。

(8)必要时使用止血药及抗生素,以防止出血和感染。

四、评分标准

见表4-2。

表4-2　慢性肾小球肾炎评分标准

姓名:__________　　总得分:__________

评价内容	分值	技术实施要点	存在问题
1. 知识(40分)	2	慢性肾小球肾炎的概念	
	4	慢性肾小球肾炎的症状、体征、严重程度分级和病程分期	
	4	慢性肾小球肾炎的实验室及其他检查结果	
	4	慢性肾小球肾炎的诊断要点、治疗要点	
	4	慢性肾小球肾炎所致"营养失调"的相关因素和护理措施	
	5	慢性肾小球肾炎患者"体液过多"护理诊断的相关因素和护理措施	
	6	慢性肾小球肾炎患者的饮食护理、病情观察和用药护理	
	4	慢性肾小球肾炎患者的血压控制	
	7	慢性肾小球肾炎患者进行肾穿刺的术前、术后护理	
2. 能力(40分)	5	对患者进行资料收集(主动且完整介绍自己,正确说明评估目的,引导患者充分回答相关问题,对患者基本资料、现病史资料、既往史资料、家族史资料、心理-行为-社会资料收集完整)	
	5	对患者进行身体评估,正确洗手,用物准备齐全。检查内容主要包括:①生命体征;②皮肤黏膜情况,有无水肿;③胸廓及肺部检查;④心脏检查;⑤腹部检查,有无肾区叩击痛及输尿管点压痛要求方法及动作正确,检查结果正确,并注意到患者反应及适时安慰,对检查结果能正确解释,且记录完整	
	7	血压测量(见基础护理学"血压测量"评分标准)	
	5	正确判断患者的护理问题,指出相关因素	
	7	确定护理方案,安慰患者,血压测量(见基础护理学"血压测量"的评分标准);心电监护;建立静脉输液通路,遵医嘱用药;安慰患者;巡视及做好护理记录	
	5	指出病情观察的主要内容: (1)记录24 h出入液量,密切监测尿量变化 (2)定期测量患者体重 (3)观察身体各部位水肿的消长情况 (4)监测患者的生命体征,尤其是血压	

续表 4-2

<table>
<tr><th>评价内容</th><th>分值</th><th>技术实施要点</th><th>存在问题</th></tr>
<tr><td>2. 能力
(40 分)</td><td>6</td><td>对患者及家属进行健康指导:
(1)疾病的特点及临床表现,及时发现病情变化,避免使病情加重的因素,建立良好的生活方式
(2)饮食指导,低蛋白、低磷、低盐、高热量饮食,根据病情选择合适的食物及量</td><td></td></tr>
<tr><td rowspan="2">3. 素质
(10 分)</td><td>5</td><td>能正确运用个体化沟通策略与技巧,语言规范,充分体现人文关怀理念</td><td></td></tr>
<tr><td>5</td><td>团队成员共同探讨情景设计,分工协作,平等尊重,互相帮助,配合默契,在规定时间内共同参与完成各项实验任务</td><td></td></tr>
<tr><td rowspan="2">4. 提问
(10 分)
(1 ~2 个问题)</td><td>5</td><td></td><td></td></tr>
<tr><td>5</td><td></td><td></td></tr>
<tr><td>5. 总分</td><td>100</td><td></td><td></td></tr>
</table>

五、选择题

1. 血压可能偏高的情况是(　　)

A. 高温环境下　　B. 袖带过紧时

C. 袖带过松时　　D. 水银不足时

E. 输气球漏气时

2. 女,20 岁。蹲在地上找东西,突然站起感到眼前发黑。护士为患者测量血压时血压计袖带下缘距肘窝的距离应为(　　)

A. 1 ~1.5 cm　　B. 2 ~3 cm

C. 1 ~1.5 mm　　D. 2 ~3 mm

E. 4 ~5 cm

3. 脉压增大常见于(　　)

A. 心包积液　　B. 缩窄性心包炎

C. 主动脉瓣关闭不全　　D. 低血压

E. 主动脉瓣狭窄

4. 脉压减小主要见于(　　)

A. 主动脉关闭不全　　B. 心动过速

C. 动脉硬化　　D. 心肌梗死

E. 心包积液

5. 对密切观察血压者,影响测量值准确性的因素不包括(　　)

A. 时间　　B. 部位

C. 体位　　D. 听诊器
E. 血压计

6. 经皮肾穿刺活组织检查术后,患者应卧床休息(　　)
A. 4 h　　B. 6 h
C. 8 h　　D. 12 h
E. 24 h

7. 男,34 岁。血压持续增高 1 年以上,中度水肿,尿蛋白常"(++)~(+++)",管型"(+)",可能的诊断为(　　)
A. 急性肾炎　　B. 慢性肾小球肾炎
C. 慢性肾盂肾炎　　D. 输尿管结石
E. 肾结核

8. 哪项不属于慢性肾小球肾炎的表现(　　)
A. 不同程度的蛋白尿　　B. 水肿
C. 高血压　　D. 尿路刺激征
E. 肉眼血尿

9. 关于慢性肾小球肾炎患者的护理措施不正确的是(　　)
A. 充足休息,以减轻肾脏负担
B. 卧床休息时抬高并活动下肢,可减轻水肿
C. 慢性肾小球肾炎患者蛋白质的摄入量应限制为 0.5~0.8 g/(kg·d)
D. 卧床患者要经常变换体位,防止压疮出现
E. 出现水肿时,患者应定期测量体重,准确记录 24 h 液体出入量

10. 慢性肾小球肾炎患者,病史 3 年。目前蛋白尿定性(++),血压和肾功能均正常。其饮食应限制(　　)
A. 总热量　　B. 钙
C. 钠　　D. 糖
E. 蛋白质

六、选择题答案

1. C　2. B　3. C　4. E　5. D　6. E　7. B　8. D　9. C　10. E

七、评判性思考

邓某,女,30 岁,因"间断颜面及下肢水肿 2 年,加重 1 周"入院,患者 2 年前无诱因出现面部水肿,以晨起明显,伴双下肢轻度水肿、尿少、乏力,食欲不振。曾到医院就诊,有高血压(150/90 mmHg),实验室检查尿蛋白(++),1 周前着凉后咽痛水肿加重,尿少,尿色较红,无发热和咳嗽,无尿频尿急和尿痛,进食和睡眠稍差,无恶心和呕吐。发病以来无关节痛和光过敏,大便正常,体重略有增加,既往体健,无高血压病和肝肾疾病史,无药物过敏史,个人和月经史无特殊,家族中无高血压病患者。

查体:T 36.8 ℃,P 80 次/min,R 18 次/min,BP 160/100 mmHg。一般状况可,无皮

疹，浅表淋巴结无肿大，双眼睑水肿，巩膜无黄染，结膜无苍白，咽稍充血，双肾区无叩击痛，下肢轻度凹陷性水肿。

实验室检查：白细胞计数 8.8×10^9/L，血红蛋白 112 g/L，血小板计数 240×10^9/L；尿蛋白(++)，白细胞 0～1 个/HP，红细胞 10～20 个/HP，颗粒管型 0～1 个/HP，24 h 尿蛋白定量 3.0 g；血尿素 8.3 mmol/L，肌酐 156 μmol/L。

分析以下问题：

(1)该患者可能的医疗诊断是什么？

(2)如何对患者进行治疗护理和健康宣教？

(3)列出并完成 3 项护理临床操作。

(刘石磊　李争艳)

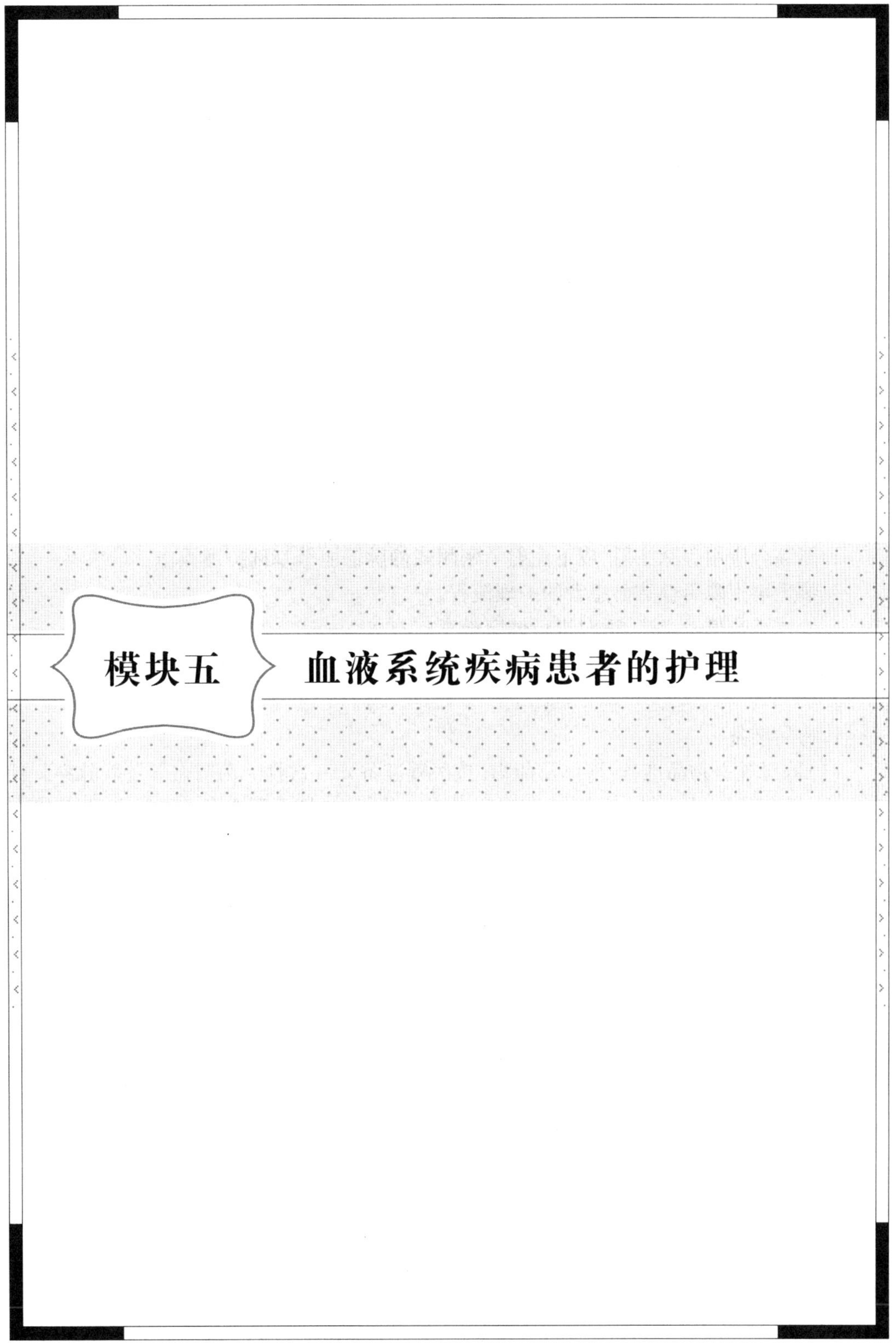

模块五　血液系统疾病患者的护理

项目一 再生障碍性贫血患者的护理

【实验学时】

2 学时。

【实验类型】

综合型实验。

【学习目标】

1. 能应用临床思维的方法对再生障碍性贫血患者进行护理评估,分析病情。
2. 能综合应用静脉注射、皮下注射及密闭式静脉输血等基础护理操作。
3. 熟悉再生障碍性贫血患者的护理流程。
4. 能熟练与患者交流,适时进行健康教育。

【实验准备】

1. 物品准备

(1)静脉输血物品准备:液体及药物(按医嘱准备)、一次性无菌输血器及静脉穿刺针头(9 号)、治疗巾、止血带、胶布、输液观察卡液体及药物(按医嘱准备)、一次性无菌输血器及静脉穿刺针头(9 号)、一次性手套、治疗巾、止血带、胶布、输液观察卡等。

(2)静脉输液物品准备。①治疗车上层:注射器 1 mL、2 mL、5 mL、20 mL 各 2 个,输液器,输液贴,止血带,乙醇,碘酒或安尔碘,快速洗手液,污物碗,输液卡,输液治疗卡,砂轮;②治疗车下层:污物回收桶、浸泡止血带的消毒液桶、利器盒、医疗垃圾袋或桶;抢救药:盐酸肾上腺素、地塞米松针。

(3)氧气吸入装置:治疗车、流量表、连接管、鼻导管或鼻塞、胶布、无菌棉签、纱布、湿化瓶(内盛蒸馏水 1/3 或 2/3 满),换药碗内盛温开水,吸氧记录卡。

(4)心电监护装置:多功能心电监护仪、电源转换器、导联线、配套血压袖带、SpO_2传感器、电极片、75% 乙醇棉球、监护记录单等。

(5)各种操作流程表。

2. 学生课前准备 每实验小班学生平均分成 4 组,选出组长 1 人。课前通过复习、查阅文献等小组学习强化再生障碍性贫血患者护理的相关知识。

【情境案例】

胡某,男性,35 岁,以“面色苍白、乏力 4 个月,皮肤青紫 1 周”为主诉入院。既往否认高血压、冠心病等病史。无吸烟、饮酒史，无化学性物质、放射性物质、有毒物质接触史。无心脏病病史。无特殊家族史。

身体评估：T 36.5 ℃，P 92 次/min，R 20 次/min，BP 100/60 mmHg。神志清，精神差，食欲、睡眠可，大小便正常，自由体位，贫血面容。睑结膜苍白，全身皮肤黏膜散在出血点及瘀斑，无水肿、肝掌及蜘蛛痣，全身浅表淋巴结未触及。心前区无隆起，心尖搏动正常，心浊音界正常，心前区无异常搏动，心率 90 次/min，律齐。肝在右肋缘下未触及，脾在右肋缘下未触及，叩诊移动性浊音阴性，双下肢无水肿。

实验室及其他检查：血白细胞 2.6×10^9/L，红细胞 1.71×10^{12}/L，血小板 16×10^9/L，血红蛋白 57 g/L。骨髓穿刺：骨髓组织增生低下，粒系增生低下，红系增生低下，淋巴细胞比值增高，浆细胞比值相对增高。

初步诊断：再生障碍性贫血。

【实验内容与步骤】

一、案例讨论

1. 患者初入病房，护士如何接诊患者及其家属？

2. 如何对患者进行护理评估？

3. 请模拟以下情景并分析问题。

情境一：患者轮椅入院，呼吸急促，面色苍白，四肢湿冷，全身皮肤黏膜散在出血点及瘀斑，医嘱显示：吸氧 3 L/min；急查血常规、血型、传染病四项，申请血小板 1 个治疗量，申请悬浮红细胞 2 U，生理盐水 500 mL，静脉滴注；生理盐水 100 mL+卡络磺钠 80 mg，静脉滴注；止血敏 0.75 g+0.9%氯化钠注射液 100 mL，静脉滴注；尖吻蝮蛇血凝眉 1 kU+生理盐水 10 mL，静脉注射；重组人血小板生成素注射液 15 000 U，皮下注射。T 37.1 ℃，P 112 次/min，R 22 次/min，BP 89/54 mmHg。

分析以下问题：

(1)患者发生了什么问题？如何进行抢救处理？

(2)团队成员如何分工协作？

情境二：患者经抢救呼吸较前平稳，四肢温度恢复。T 36.5 ℃，P 100 次/min，R 19 次/min，BP 101/62 mmHg，遵医嘱输入悬浮红细胞 2 U。

分析以下问题：

(1)此时护士应重点观察患者哪些症状？

(2)输入悬浮红细胞时，应重点观察什么？

情境三：输注悬浮红细胞的过程中，护士小李正在巡视病房，发现患者面色潮红，颜面部散在荨麻疹，伴皮肤瘙痒。

分析以下问题：

(1)患者发生了什么？

(2)应如何进行紧急处理？

二、学生分组

每组选 5 名学生进行角色扮演,2 名护士;1 名患者;1 名患者家属;1 名医生。操作实施结束后学生代表发言,教师点评分析。

三、技能训练:密闭式静脉输血技术

1. 评估

(1)核对患者信息。

护士:您好,您叫什么名字? 请让我看一下您的腕带。

(2)评估患者病情、治疗情况,血型、输血史及过敏史,心理状态及对输血相关知识的了解程度,穿刺部位皮肤、血管状况。

2. 准备

(1)患者准备:取合适体位。

(2)环境准备:环境清洁、安静、光线适宜或有足够的照明。

(3)护士准备:着装规范,洗手。

(4)用物准备:液体及药物(按医嘱准备)、一次性无菌输血器及静脉穿刺针头(9号)、治疗巾、止血带、胶布、输液观察卡。

3. 输血

(1)告知吸氧的目的、方法及注意事项,取得患者的配合,协助患者取平卧位或半卧位。

(2)双人查对(血液的有效期、质量及输血装置;患者床号、姓名、住院号、血袋号、血型、交叉配血试验结果、血液种类、剂量),洗手。

(3)按密闭输液操作为患者建立静脉通路,输入少量生理盐水。必要时遵医嘱应用抗过敏药物。

(4)双人再次查对(血液的有效期、质量及输血装置;患者床号、姓名、住院号、血袋号、血型、交叉配血试验结果、血液种类、剂量)确认无误后,记录输血登记本。

(5)戴手套将备血以手腕旋转动作轻轻转动数次,轻轻摇匀血液。

(6)打开储血袋封口,常规消毒或用安尔碘消毒开口处胶管,将输血器针头从生理盐水瓶上拔下,插入胶管内,缓慢将储血袋挂于输液架上。

(7)调节滴速,开始时宜慢,不超过 20 滴/min,观察 15 min 左右,无反应后根据病情及年龄调节速度。填写输血观察卡。

(8)再次核对。

(9)告知患者输血中注意事项及输血反应的表现,出现不适及时呼叫医务人员。

(10)输血完毕,用生理盐水冲管,直到将输血器内的血液全部输入体内再拔针。

4. 整理

(1)撤去治疗巾,取出止血带,整理床单位,协助患者取舒适卧位。

(2)协助取舒适体位,整理床单位。

(3)分类处理用物。

(4)洗手并记录。

护士:胡先生,血液已经为您输上了,滴速也为您调节好了,请您和家人不要随意调节好吗?如您发热、皮肤瘙痒等不适请及时告知医务人员。如有任何需要,请按床旁呼叫器,我也会经常来看您的。谢谢您的配合。

5. 注意事项

(1)输血前必须由2名护士根据需查对的项目再次进行查对,核对无误,方可输血。

(2)认真检查库存血质量。如血浆变红、血细胞呈暗紫色界限不清,提示可能有溶血,不能使用。

(3)血液内不得加入其他药物。

(4)注意滴速,开始时速度应慢,如无反应可根据需要调节滴速。一般成人40～60滴/min,对年老、体弱、严重贫血、心力衰竭的患者输血应谨慎,滴速应慢。

(5)大量出血时应尽快补充血容量,防止休克发生,为此常需加压快速输血,要求护士在输血过程中守护患者。

(6)输血前后及两袋血液之间输入生理盐水,以免发生反应。

(7)储血袋需保留至输血完毕24 h后方可处理。

(8)输血过程中一定要加强巡视,观察有无输血反应的征象,询问患者主诉并密切观察有无局部疼痛,有无输血反应,一旦出现输血反应,立即终止输血,通知医生,并按输血反应处理,保留全血以备查明原因。

四、评分标准

见表5-1。

表5-1　再生障碍性贫血评分标准

姓名:__________　　　　总得分:__________

评价内容	分值	技术实施要点	存在问题
1. 知识(40分)	1	再生障碍性贫血疾病的概念	
	4	再生障碍性贫血疾病的症状、体征、临床分型及各分型的临床特点	
	5	再生障碍性贫血疾病的实验室及其他检查结果	
	5	再生障碍性贫血疾病的诊断要点、治疗要点	
	4	再生障碍性贫血疾病所致“活动无耐力”护理诊断的相关因素和护理措施	
	4	再生障碍性贫血疾病患者“自我形象紊乱”护理诊断的相关因素和护理措施	
	4	再生障碍性贫血疾病患者“颅内出血”的相关因素和护理措施	
	5	再生障碍性贫血疾病患者的饮食护理、口腔护理及休息与运动的指导	
	4	再生障碍性贫血疾病患者出血的护理措施	
	4	再生障碍性贫血疾病的潜在并发症	

续表 5-1

<table>
<tr><th>评价内容</th><th>分值</th><th>技术实施要点</th><th>存在问题</th></tr>
<tr><td rowspan="7">2. 能力
（40 分）</td><td>5</td><td>对患者进行资料收集（主动且完整介绍自己，正确说明评估目的，引导患者充分回答相关问题，对患者基本资料、现病史资料、既往史资料、家族史资料、心理-行为-社会资料收集完整）</td><td></td></tr>
<tr><td>5</td><td>对患者进行身体评估，正确洗手，用物准备齐全。检查内容主要包括生命体征；面容表情；体位；意识；皮肤黏膜颜色；颈部血管；胸廓及肺部检查；心脏检查；腹部检查；脊柱及四肢检查
要求方法及动作正确，检查结果正确，并注意到患者反应及适时安慰，对检查结果能正确解释，且记录完整</td><td></td></tr>
<tr><td>7</td><td>密闭式静脉输血（见基础护理学“密闭式静脉输血”评分标准）</td><td></td></tr>
<tr><td>5</td><td>正确判断患者的护理问题，指出相关因素</td><td></td></tr>
<tr><td>7</td><td>确定护理方案，积极配合抢救：正确摆放体位；安慰患者；鼻导管吸氧（见基础护理学“鼻导管吸氧”评分标准）；心电监护；建立静脉输液通路，遵医嘱用药；安慰患者；巡视及做好护理记录</td><td></td></tr>
<tr><td>5</td><td>指出病情观察的主要内容：贫血的程度，意识情况，出血量、部位，血常规及骨髓象的变化，监测生命体征的变化，判断有无休克的征兆；监测患者的体温，观察有无感染的征兆；观察患者的心理情况</td><td></td></tr>
<tr><td>6</td><td>对患者及家属进行健康指导：
（1）疾病预防指导，戒烟，预防受凉
（2）疾病知识指导，制订个体化锻炼计划，正确指导患者日常生活护理，佩戴口罩，预防感染
（3）饮食指导；加强个人防护，养成良好的卫生习惯，避免感染和加重出血</td><td></td></tr>
<tr><td rowspan="2">3. 素质
（10 分）</td><td>5</td><td>能正确运用个体化沟通策略与技巧，语言规范，充分体现人文关怀理念</td><td></td></tr>
<tr><td>5</td><td>团队成员共同探讨情景设计，分工协作，平等尊重，互相帮助，配合默契，在规定时间内共同参与完成各项实验任务</td><td></td></tr>
<tr><td rowspan="2">4. 提问
（10 分）
（1～2 个问题）</td><td>5</td><td></td><td></td></tr>
<tr><td>5</td><td></td><td></td></tr>
<tr><td>5. 总分</td><td>100</td><td></td><td></td></tr>
</table>

五、选择题

1. 输血反应中最严重的是(　　)

A. 过敏反应　　B. 空气栓塞

C. 发热反应　　D. 溶血反应

E. 猝死

2. 输血前后或输入两袋血之间必须输入(　　)

A. 葡萄糖　　B. 葡萄糖酸钙

C. 地塞米松　　D. 生理盐水

E. 抗生素

3. 尿液呈酱油色见于(　　)

A. 阻塞性黄疸　　B. 急性溶血

C. 肝细胞性黄疸　　D. 肾脏肿瘤

E. 肾结核

4. 成人男性血红蛋白正常参考值范围为(　　)

A. 100～140 g/L　　B. 110～150 g/L

C. 170～200 g/L　　D. 120～160 g/L

E. 130～180 g/L

5. 有明显自发性出血时血小板值低于(　　)

A. $10\times10^9/L$　　B. $20\times10^9/L$

C. $30\times10^9/L$　　D. $40\times10^9/L$

E. $50\times10^9/L$

6. 患者,女性,因“皮肤紫癜1个月,牙龈出血不止3 d,高热,贫血进行性加重,伴乏力、头晕、心悸”而住院。化验:血红蛋白、白细胞、血小板低于正常。患者突然剧烈头痛、喷射状呕吐、一侧瞳孔散大,该患者可能是发生了(　　)

A. 癫痫发作　　B. 颅内出血

C. 感染性休克　　D. 心力衰竭

E. 再生障碍性贫血

六、选择题答案

1. D　2. D　3. B　4. D　5. B　6. B

七、评判性思考

常某,男,27岁。以“反复低热1个月,皮肤出血点、瘀斑3 d”为主诉入院,1个月前无明显诱因出现反复低热,未检查和治疗,3 d前全身皮肤出现出血点,部分融合成片,无吸烟、饮酒史。

查体:T 37.5 ℃,P 95 次/min,R 21 次/min,BP 102/64 mmHg。神志清,精神差,食欲、睡眠可,大小便正常,自由体位,贫血面容。全身皮肤黏膜散在出血点及瘀斑,无水肿、肝掌及蜘蛛痣，全身浅表淋巴结未触及。心前区无隆起，心尖搏动正常，心浊音界正常，心前区无异常搏动，心率 95 次/min，律齐。肝在右肋缘下未触及，脾在右肋缘下未触及，叩诊移动性浊音阴性，双下肢无水肿。

实验室及其他检查：血常规示血白细胞 0.2×10^9/L，红细胞 2.04×10^{12}/L，血小板 6×10^9/L，血红蛋白 64.0 g/L。骨髓穿刺：骨髓组织增生低下，粒系增生低下，红系增生低下，淋巴细胞比值增高，浆细胞比值相对增高。

分析以下问题：

(1)请列出该患者可能的医疗诊断。

(2)患者需要输入多种成分血时，如何安排输血的先后顺序？

(3)如何通过更好的交流，让患者放松情绪，更好配合诊疗与护理？

(4)列出并完成 2 项护理临床操作。

（刘艳杰）

项目二　急性白血病患者的护理

【实验学时】

3 学时。

【实验类型】

综合型实验。

【学习目标】

1. 能运用整体护理观念，对白血病患者进行护理评估并制订护理计划。
2. 能综合运用抽吸药液、静脉穿刺、静脉注射等基础护理操作。
3. 能做好骨髓穿刺的术前准备及术后护理。
4. 能预见白血病的潜在并发症，具备观察和及时处理并发症的能力。
5. 能与急性白血病患者进行有效沟通，实施人文关怀。

【实验准备】

1. 骨髓穿刺技术物品准备　治疗盘、骨髓穿刺包、无菌棉签、皮肤消毒液，2%利多卡因 5 ~ 10 mL、无菌手套、5 mL 注射器 1 具、无菌纱布、无菌敷贴、载玻片 7 张，必要时备细菌培养瓶及 10 mL 注射器。

2. 学生课前准备　每实验小班学生平均分成 4 组，选出组长 1 人。课前通过复习、查阅文献等小组学习强化急性白血病患者护理的相关知识。

【情境案例】

李某，女性，26 岁。以“月经周期延长 3 个月，发热 2 周”为主诉入院。3 个月前无明显诱因出现面色苍白，渐加重，未予重视及治疗。2 周前无明显诱因开始发热，体温 39 ~ 40 ℃，伴寒战，在当地医院给予青霉素、头孢菌素类抗感染治疗无效，退热药应用有效，但不久体温又升至 39 ℃以上，全身酸痛，牙龈出血，无咳嗽及吐泻，精神及食欲可。为进一步诊治转入我院治疗。自发病以来，月经每 20 d 一次、每次 10 d 左右，大小便正常、体重未减轻。既往无高血压、心脏病病史，无糖尿病、脑血管疾病病史，无手术、外伤、输血史，无食物、药物过敏史，无特殊家族史。

身体评估：T 38.6 ℃，P 108 次/min，R 24 次/min，BP 110/64 mmHg。贫血貌，巩膜无黄染，眼结膜苍白。牙龈轻度肿胀，咽红；扁桃体Ⅰ度肿大。全身浅表淋巴结不肿大。胸骨有轻度压痛，心前区可闻及Ⅱ级收缩期吹风样杂音，两肺呼吸音清。腹部较膨隆，肝肋下 1.0 cm,质软;脾肋下 14 cm,质硬,神经系统未见异常。

实验室及其他检查:血红蛋白 50 g/L,红细胞 1.68×10^{12}/L,血小板 27×10^{9}/L,白细胞 1.5×10^{9}/L,其中中性粒细胞 0.22,淋巴细胞 0.46,单核细胞 0.22,原始单核细胞+幼稚单核细胞>0.64;尿常规:蛋白(+~++),白细胞(+),红细胞偶见,颗粒管型少许。

初步诊断:急性白血病。

【实验内容与步骤】

一、案例讨论

1. 患者初入病房,护士如何接诊患者及其家属?

2. 如何对患者进行护理评估?

3. 请模拟以下情景并分析问题。

情境一:经过完整的问诊、身体评估,结合实验室检查结果,初步诊断患者为"急性白血病"。为进一步明确白血病类型,医生给予"骨髓穿刺术"医嘱。

分析以下问题:

(1)骨髓穿刺的适应证有哪些,最常用的穿刺部位在哪里?

(2)如何配合医生进行术前准备和术后护理?

(3)如何进行团队协作,配合医生进行骨髓穿刺,充分发挥每个成员的能力?

情境二:骨髓检查结果显示有核细胞增生活跃,幼稚细胞占 80%,粒∶红为1∶1.67,粒系分叶核比例略低,余各阶段比例大致正常。红系晚幼阶段比例增高,余各阶段细胞比例大致正常,确诊为急性粒细胞白血病。根据医嘱对患者进行安全护理,同时输注化疗药物,化疗药物使用方案为 DA 方案。

分析以下问题:

(1)上述药物的不良反应有哪些?

(2)输注上述药物时应重点观察什么?

情境三:输注化疗药物过程中,护士小李正在巡视病房,患者告知其输注液体侧手臂疼痛,局部出现皮肤肿胀,发热,疼痛感明显。

分析以下问题:

(1)患者发生了什么?

(2)应如何进行紧急处理?

情境四:经过 1 个月的积极治疗,患者血常规恢复正常,各项生命体征稳定,准备出院。患者询问:"该病是否还会复发? 能不能要孩子? 头发何时能再长出来?"

分析以下问题:

(1)此时护士应如何回答患者的问题,实施人文关怀?

(2)请帮助护士制订出院健康教育计划。

二、点评

每组学生代表发言,教师点评分析。

三、技能训练:骨髓穿刺术

1. 评估

(1)核对患者信息。

护士:您好,您叫什么名字? 请让我看一下您的腕带。

(2)评估患者意识,有无血友病等出血性疾病,注意出血及凝血时间。

2. 准备

(1)患者准备:根据穿刺部位指导患者取合适体位。

(2)环境准备:环境安全,注意隐私。

(3)护士准备:着装规范,洗手。

(4)用物准备:治疗盘、骨髓穿刺包、无菌棉签、皮肤消毒液,2% 利多卡因 5 ~ 10 mL、无菌手套、5 mL 注射器 1 具、无菌纱布、无菌敷贴、载玻片 7 张,必要时备细菌培养瓶及 10 mL注射器。

3. 骨髓穿刺

(1)解释:向患者解释本检查的目的、意义、操作过程及术中配合注意事项,取得患者的配合,签署穿刺同意书。

(2)选择穿刺部位:髂前上棘穿刺点、髂后上棘穿刺点、胸骨穿刺点、腰椎棘突穿刺点,以髂后上棘穿刺点最为常用。

(3)体位准备:根据穿刺部位协助患者采取适宜的体位,若于髂前上棘做穿刺者取仰卧位;若于髂后上棘穿刺者取侧卧位或俯卧位;儿童选择棘突穿刺点则取坐位,尽量弯腰,头俯屈于胸前使棘突暴露。

(4)再次核对患者信息。

(5)消毒麻醉:常规消毒皮肤,戴无菌手套,铺无菌孔巾,用2% 利多卡因行局部皮肤、皮下及骨膜麻醉。

(6)穿刺抽吸:将骨髓穿刺针固定器固定在一定长度,右手持针向骨面垂直刺入,当针尖接触骨质后则将穿刺针左右旋转,缓缓钻刺骨质,穿刺针进入骨髓腔后,拔出针芯,接上干燥的 5 mL 或 10 mL 注射器,用适当力量抽吸骨髓液 0.1 ~0.2 mL 滴于载玻片上,迅速送检做有核细胞计数、形态学及细胞化学染色检查。

(7)拔针:抽吸完毕,重新插入针芯,用无菌纱布置于针孔处,拔出穿刺针,按压 1 ~ 2 min后,敷贴覆盖,加压固定。

(8)观察:注意观察穿刺处有无出血,如果有渗血,立即换无菌纱布,压迫伤口直至无渗血为止。

4. 整理

(1)协助患者取舒适体位,整理床单位。

(2)分类处理用物。

(3)查对,洗手并记录。

5. 注意事项

(1)解释:术前患者做出凝血时间检查,向患者说明穿刺的目的和方法,解除顾虑,取得合作。

(2)术中患者若出现心慌、面色苍白等不适,应暂停操作,术后观察穿刺部位有无渗血、渗液。

(3)指导患者术后48～72 h内保持穿刺处皮肤干燥,避免淋雨或盆浴;多卧床休息,避免剧烈活动,防止伤口感染。

四、评分标准

见表5-2。

表5-2　急性白血病评分标准

姓名:＿＿＿＿＿　　　　总得分:＿＿＿＿＿

评价内容	分值	技术实施要点	存在问题
1. 知识（40分）	1	急性白血病的概念	
	4	急性白血病的临床表现、器官和组织浸润的表现	
	3	急性白血病的实验室及其他检查结果	
	3	急性白血病的诊断要点、治疗要点	
	3	急性白血病所致"有受伤的危险:出血"的相关因素和护理措施	
	3	急性白血病所致"有感染的危险"的相关因素和护理措施	
	4	潜在并发症:化疗药物不良反应的护理措施	
	3	急性白血病所致"悲伤"的相关因素和护理措施	
	3	急性白血病患者的健康指导	
	3	慢性白血病的概念、临床表现	
	3	慢性白血病的诊断要点、治疗要点	
	4	慢性白血病患者的常见护理问题和护理措施	
	3	慢性白血病患者的健康指导	
2. 能力（40分）	5	对患者进行资料收集（主动且完整介绍自己,正确说明评估目的,引导患者充分回答相关问题,对患者基本资料、现病史资料、既往史资料、家族史资料、心理-行为-社会资料收集完整）	
	5	对患者进行身体评估,正确洗手,用物准备齐全。检查内容主要包括:生命体征;意识状态;皮肤黏膜;肝脾淋巴结;胸廓;心肺检查;腹部检查;脊柱及四肢检查;睾丸检查(男性患者) 要求方法及动作正确,检查结果正确,并注意到患者反应及适时安慰,对检查结果能正确解释,且记录完整	
	7	血标本采集	
	5	正确判断患者的护理问题,指出相关因素	

续表 5-2

评价内容	分值	技术实施要点	存在问题
2. 能力 (40 分)	7	确定护理方案，积极配合抢救：正确摆放体位；安慰患者；密闭式周围静脉输液（见基础护理学“密闭式周围静脉输液”评分标准）；心电监护；建立静脉输液通路，遵医嘱用药；安慰患者；巡视及做好护理记录	
	5	指出病情观察的主要内容：生命体征，有无发热；意识状态，有无头痛、呕吐伴意识改变表现；营养状态；有无贫血、出血、感染及皮肤黏膜浸润体征；有无口腔溃疡、牙龈增生肿胀、咽部充血、扁桃体肿大、肛周脓肿等；肝、脾、淋巴结大小、质地、表面是否光滑、有无触压痛。胸骨、肋骨、躯干骨及四肢关节有无压痛；心肺有无异常；睾丸有无疼痛性肿大（男性患者）；用药不良反应	
	6	对患者及家属进行健康指导： (1)疾病预防指导，避免接触对造血系统有损害的各种理化因素 (2)疾病知识指导：指导患者饮食宜富含高蛋白、高热量、高维生素、清淡、易消化、少渣软食，避免辛辣刺激性食物。多饮水，多食蔬菜、水果，以保持大便通畅 (3)保证充足休息和睡眠 (4)用药指导：向患者说明急性白血病缓解后仍应坚持定期巩固强化治疗 (5)预防感染和出血指导 (6)心理指导	
3. 素质 (10 分)	5	能正确运用个体化沟通策略与技巧，语言规范，充分体现人文关怀理念	
	5	团队成员共同探讨情景设计，分工协作，平等尊重，互相帮助，配合默契，在规定时间内共同参与完成各项实验任务	
4. 提问 (10 分) (1 ~2 个问题)	5		
	5		
5. 总分	100		

五、选择题

A1 型题

1. 骨髓涂片需抽取骨髓液(　　)

A. 0.2 mL　　　　B. 0.5 mL

C. 1 mL　　D. 2 mL

E. 5 mL

2. 与白血病发病无关的因素是(　　)

A. 化学因素　　B. 病毒因素

C. 物理因素　　D. 免疫功能亢进

E. 遗传因素

A2 型题

3. 患者,男,37 岁,以急性白血病入院化疗。化疗后第 7 天复查血常规,血小板计数为 15×10^9/L。护士对患者进行病情观察的重点是(　　)

A. 有无口腔溃疡　　B. 有无皮肤黏膜苍白

C. 有无出血　　D. 有无尿量减少

E. 有无发热

4. 慢性髓系白血病最突出的体征是(　　)

A. 肝大　　B. 脾大

C. 淋巴结肿大　　D. 扁桃体肿大

E. 胸骨下段压痛

B1 型题

(5 ~8 题共用题干)

A. 仰卧位　　B. 侧卧位

C. 坐位　　D. 中凹位

E. 头低脚高位

5. 行腰椎棘突骨髓穿刺,应选择的体位是(　　)

6. 行胸骨骨髓穿刺,应选择的体位是(　　)

7. 行髂前上棘骨髓穿刺,应选择的体位是(　　)

8. 行髂后上棘骨髓穿刺,应选择的体位是(　　)

六、选择题答案

1. A　2. D　3. C　4. B　5. B　6. A　7. A　8. B

七、评判性思考

张女士,22 岁。以“四肢乏力 1 年余,双侧颈部淋巴结肿大 2 个月余,伴发热咳嗽 1 个月余”为主诉入院。现病史:1 年前无明显诱因出现四肢乏力,未在意,未治疗,2 个月前在美容机构除瘢后先后出现双侧颈部淋巴结肿大,无压痛,无粘连。随后出现不明原因的低热 1 个月,刷牙时出现牙龈出血,伴皮肤散在出血点。1 周来高热、乏力、出血加重,抗生素治疗无效。患者发病以来食欲欠佳,睡眠正常,大小便正常,精神欠佳,体重下降10 kg,体位自主。既往无高血压、心脏病病史,无糖尿病、脑血管疾病病史,无手术、外伤、输血史,无食物、药物过敏史。

身体评估:T 37.6 ℃,P 112 次/min,R 27 次/min,BP 112/74 mmHg。全身皮肤散在

瘀点、瘀斑，牙龈渗血，扁桃体有脓性分泌物，双侧颈部淋巴结肿大，右侧 13 mm×11 mm，左侧 13 mm×11 mm，质硬，活动度差，伴轻度压痛，胸骨下端压痛，肝肋下 1 cm。

实验室及其他检查：血红蛋白 50 g/L，白细胞 24×10^9/L，血小板 22×10^9/L；涂片中有幼稚淋巴细胞；骨髓增生极度活跃，淋巴细胞明显增多，以原始细胞及幼稚细胞为主，幼红细胞和巨核细胞减少。

分析以下问题：

(1)请列出该患者可能的医疗诊断。

(2)如何对患者进行护理评估？

(3)根据患者病情，如何确立护理方案？

(4)列出并完成 3 项护理临床操作。

（刘腊梅）

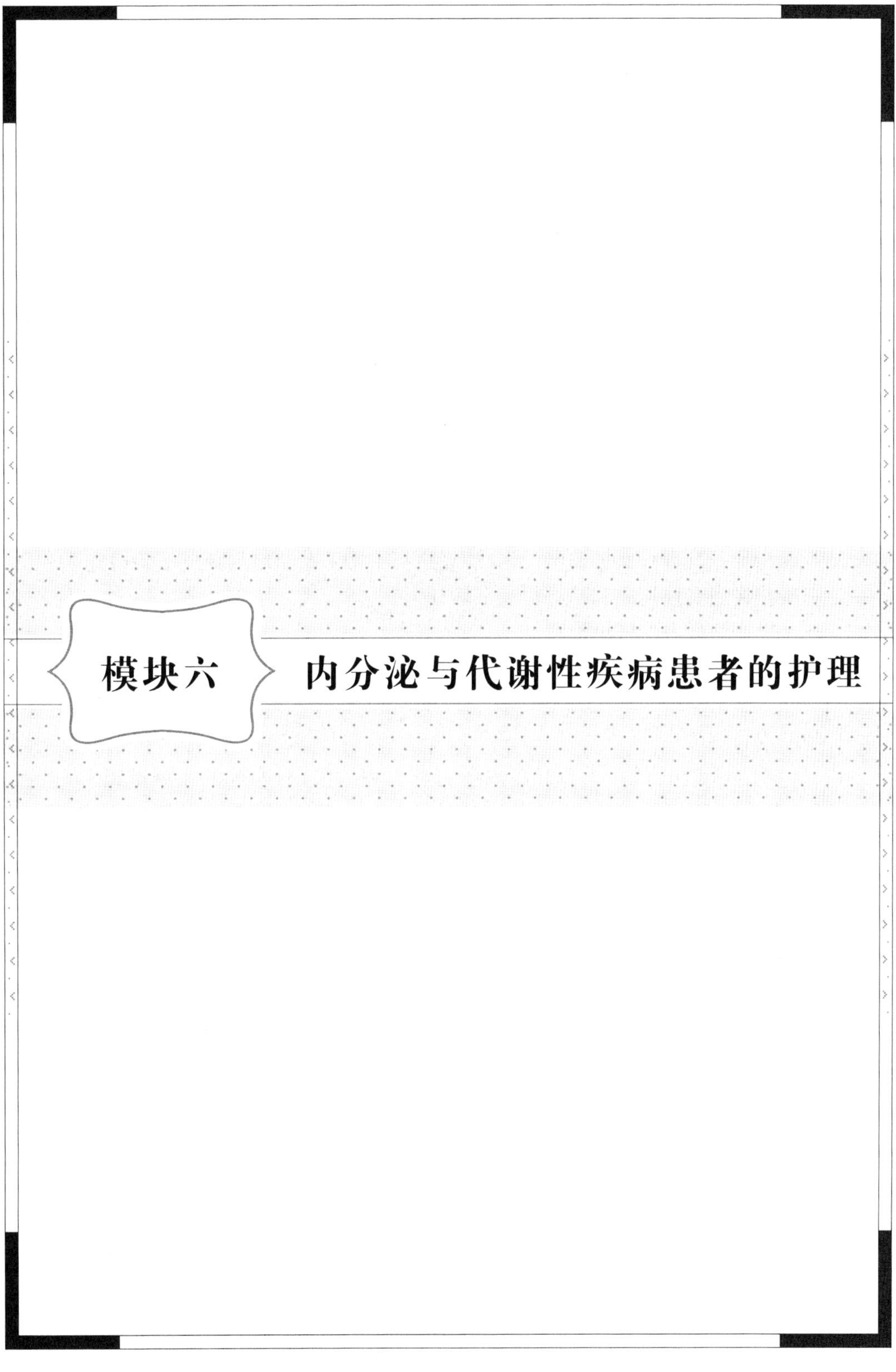

模块六 内分泌与代谢性疾病患者的护理

项目一　糖尿病患者的护理

【实验学时】

3 学时。

【实验类型】

综合型实验。

【学习目标】

1. 能应用临床思维的方法对糖尿病患者进行护理评估，分析病情。
2. 正确指导患者进行血糖监测，指导患者进行 OGTT 及胰岛素释放试验检查。
3. 正确指导患者使用诺和笔进行胰岛素注射。
4. 熟悉糖尿病患者的护理流程。

【实验准备】

1. 物品准备

（1）血糖监测实验用物：①治疗盘内备自动血糖检测仪、匹配的血糖试纸、采血针、75% 乙醇、无菌棉签；②污物盒、手消毒液（必要时备一次性乳胶手套 1 双）；③血糖记录本、笔、手表等。

（2）OGTT 及胰岛素释放试验用物：①治疗盘内备消毒物品（2% 碘酊、75% 乙醇、无菌棉签）1 套，止血带，治疗巾，弯盘，真空采血器或一次性注射器（5 ~ 10 mL）若干，采血管若干；②利器盒、手消毒剂、污物盒；③化验单、笔、手表；④50% 葡萄糖注射液165 mL或无水葡萄糖粉 75 g、温水、水杯等。

（3）诺和笔注射胰岛素实验用物：治疗盘、75% 乙醇、无菌棉签、弯盘、诺和笔、一次性胰岛素针头、利器盒、治疗单、手表等。

（4）各种操作流程及评分表。

2. 学生课前准备　每实验小班学生平均分成 4 组，选出组长 1 人。课前通过复习、查阅文献等小组学习强化糖尿病患者护理的相关知识。

【情境案例】

李先生，58 岁，机关干部。因“血糖升高 6 年，近 3 个月血糖控制不佳，为调控血糖”而要求住院治疗。患者 6 年前感口渴、多饮、乏力，到当地医院就诊，查空腹血糖 8.9 mmol/L，诊断为“糖尿病”，给予消渴丸 5 粒/次（3 次/d），二甲双胍 250 mg/次（3 次/d）

口服药治疗，症状逐渐减轻，血糖下降。之后一直规律服药，病情控制较为平稳。3个月前患者自感口渴、多饮、乏力症状明显加重，到当地医院就诊，查空腹血糖较前明显升高，经加用降糖药治疗后，症状无明显改善，血糖下降不明显。现患者食欲不振、食后腹胀，睡眠差，大便正常，小便10～15次/d。

身体评估：T 36.6 ℃，HR 75次/min，R 17次/min，BP 140/90 mmHg。神志清楚，肥胖体型，身高1.70 m，体重86 kg。双肺呼吸音清，律齐，腹软，肝脾未触及，上肢感觉无明显异常，下肢感觉有减退，双脚有麻木感，无水肿，下肢及足部皮肤有抓痕，四肢肌力尚可，神经反射无改变。

实验室及其他检查：空腹血糖8.9 mmol/L，餐后2 h血糖16.5 mmol/L，HbA1c 7.8%，三酰甘油、胆固醇升高，高密度脂蛋白胆固醇升高，肝、胆、脾、双肾B超未见明显异常。

【实验内容与步骤】

一、案例讨论

1. 该患者存在哪些与所患疾病相关的高危因素？患者可能发生的并发症有哪些？

2. 应从哪些方面对患者进行护理评估？还应收集哪些资料？

3. 如何依照护理程序为患者制订并实施完整的护理计划？

4. 请模拟以下情境并分析问题。

情境一：患者及家属到内分泌科办理入院手续进入病房，护士介绍医院环境和入院注意事项，医生进行入院查体评估，医嘱完善相关检查，即时血糖监测1次，次日晨进行OGTT及胰岛素释放试验检查。

分析以下问题：

(1)护士如何对患者进行血糖监测？

(2)护士如何指导患者进行OGTT及胰岛素释放试验检查？

情境二：患者检查结果显示随机血糖12.1 mmol/L，OGTT及胰岛素释放试验结果如下(表6-1)。

表6-1　OGTT及胰岛素释放试验结果

项目/时间	0 min	30 min	60 min	120 min	180 min
血浆胰岛素水平(mU/L)	25	30	31	45	36
血浆葡萄糖水平(mmol/L)	8.9	9.2	10.1	15.5	8.2

医生解读：空腹胰岛素水平升高，但血糖仍高于正常，有胰岛素抵抗，此为2型糖尿病患者常见症状。胰岛素分泌物无高峰，显示胰岛细胞受损较严重，应加用胰岛素进行注射治疗。

分析以下问题：

(1)如何向患者解释胰岛素注射治疗的注意事项？

(2)如何指导患者使用诺和笔注射胰岛素?

情境三:患者住院 8 d,持续使用胰岛素注射及口服药物控制血糖,并配合进行运动锻炼,食用医院营养科配送的糖尿病营养餐,血糖水平下降且控制平稳,今日准备出院。患者家属问护士:“我们出院后要注意些什么问题呢?”

请分析以下问题:

(1)如何回答患者及家属的问题?

(2)如何给患者及家属进行饮食、运动、药物、自我监测、健康教育等糖尿病健康指导?

二、学生分组

每组选 5 名学生进行角色扮演,2 名护士;1 名患者;1 名患者家属;1 名医生。操作实施结束后学生代表发言,教师点评分析。

三、技能训练

(一)血糖监测

1. 评估

(1)核对患者信息。

护士:您好,您叫什么名字? 请让我看一下您的腕带。

(2)评估患者进餐情况;患者局部皮肤状况,如颜色、温度、有无硬结、淤血、感染等,对乙醇及冷有无过敏;评估患者的意识状况、活动能力及合作程度。

2. 准备

(1)患者准备:取舒适体位。

(2)环境准备:清洁、安静、光线适宜。

(3)护士准备:着装整齐,洗手,戴口罩。

(4)用物准备:治疗盘内备自动血糖检测仪、匹配的血糖试纸、采血针、75% 乙醇、无菌棉签;污物盒、手消毒液(必要时备一次性乳胶手套 1 双);血糖记录本、笔、手表等。

护士:李叔叔,根据医嘱需要给您监测一次血糖,这有利于判断您的病情并及时进行处理,请您配合。

3. 血糖仪调试

(1)准备一次性采血针。

(2)打开血糖仪,屏幕上即显示出一个号码,调试该号码与即将要使用的试纸盒上的号码完全一致。

(3)当屏幕上闪现插入试纸提示时,可轻轻插入试纸。

4. 采血

(1)用 75% 乙醇消毒指尖,待干。

(2)将采血针刺入手指欲采血部位。

(3)轻轻挤压手指,弃去第 1 滴血,将一大滴血滴入试纸测试孔,测试孔应全部被血滴充满。

(4)用无菌棉签轻压伤口。

(5)足够量的血正确滴入后,不要涂抹、移动试纸,等待屏幕上显示血糖的测定值。

5. 整理

(1)整理物品,从血糖仪中取下用过的试纸放入污物盒,关闭血糖仪。采血针放入物品收集器中(或按医院规定处理)。

(2)协助患者整理好衣服,取舒适的体位。

(3)洗手,记录结果并告知患者,做糖尿病健康指导。

6. 注意事项

(1)严格执行操作原则和核对制度。

(2)体现以患者为中心,加强与患者的交流沟通。

(3)血糖仪使用时应注意号码核对,血滴完全覆盖测试区。

(4)避免局部环境受到血源污染,预防针刺伤等院内感染的发生。

(5)操作不当是造成数据偏差的常见原因,包括使用含碘的消毒液进行消毒;血样不足;重复加样;试纸保存不当等。

(二)OGTT 及胰岛素释放试验检查

1. 评估

(1)核对患者信息。

护士:您好,您叫什么名字? 请让我看一下您的腕带。

(2)评估患者局部皮肤及血管情况:有无瘢痕、硬结、炎症,局部静脉充盈度及管壁弹性,试验患者暂不输液。

2. 准备

(1)患者准备:取舒适体位。

(2)环境准备:清洁、安静、光线适宜。

(3)护士准备:着装整齐,洗手,戴口罩。

(4)用物准备:治疗盘内备消毒物品(2%碘酊、75%乙醇、无菌棉签)1 套,止血带,治疗巾,弯盘,真空采血器或一次性注射器(5 ~ 10 mL)若干,采血管若干;利器盒、手消毒剂、污物盒;化验单、笔、手表;50%葡萄糖注射液 165 mL 或无水葡萄糖粉 75 g、温水、水杯等。

护士:李叔叔,根据医嘱需要给您做 OGTT 及胰岛素释放试验检查,这有利于判断您的病情并及时进行处理,请您根据我的提示进行配合。

3. 抽取空腹血标本

(1)核对床号姓名,解释检测目的和方法。

(2)协助患者取舒适姿势,露出合适的采血部位,选择合适的血管,将治疗巾置于其下。

(3)常规消毒皮肤,按照静脉采血技术进行采血,将血标本注入采血管。

(4)在相应采血管上贴条形码(标记为 0 h)。

(5)再次核对化验单上患者的床号、姓名、条码号及检测项目,立即送检。

4. 口服糖水

(1)将 75 g 无水葡萄糖粉溶于 300 mL 温开水中,或在 165 mL 的 50% 葡萄糖水中加水至 300 mL。

(2)协助患者 3 ~5 min 喝完,从喝第 1 口糖水开始计时。

(3)指导患者试验过程中禁食,停服一切药物,试验结束后方可饮水,试验过程中禁止吸烟及剧烈运动,保持情绪稳定。

5. 静脉采血监测血糖和胰岛素

(1)口服糖水后 30 min、60 min、120 min、180 min 分别在患者前臂静脉采血。

(2)静脉采血步骤同步骤(3)抽取血标本,分别标记为 0.5 h、1 h、2 h、3 h,并立即送检。

6. 整理

(1)将治疗巾、止血带、采血针头等按照医院规定要求妥善整理。

(2)协助患者整理好衣物。

(3)洗手,记录。

7. 注意事项

(1)嘱患者试验前禁食 8 ~10 h。

(2)试验过程中禁烟、酒、咖啡和茶,不做剧烈运动,无须绝对卧床。

(3)试验前 3 ~7 d 停服利尿药、避孕药等影响本试验的药物。

(4)试验前 3 d 不应控制饮食,饮食需含碳水化合物至少 150 g,试验当天晨禁止注射胰岛素。

(三)诺和笔注射胰岛素

1. 评估

(1)核对患者信息。

护士:您好,您叫什么名字? 请让我看一下您的腕带。

(2)评估患者局部皮肤情况:有无瘢痕、有无局部皮下脂肪萎缩或增生、局部硬结,注射后是否影响肢体的运动锻炼;评估用药史、过敏史等。

2. 准备

(1)患者准备:取舒适体位。

(2)环境准备:清洁、安静、光线适宜。

(3)护士准备:着装整齐,洗手,戴口罩。

(4)用物准备:治疗盘、75% 乙醇、无菌棉签、弯盘、诺和笔、利器盒、一次性使用胰岛素针头、治疗单、手表。

护士:李叔叔,根据医嘱需要给您注射胰岛素,这有利于控制您的血糖水平。请您根据我的提示进行配合。

3. 皮下注射胰岛素

(1)核对床号姓名、注射剂量、药物种类,安装胰岛素笔用注射针头,解释操作目的和方法。

(2)协助患者取舒适体位,充分暴露注射部位。

(3)取出胰岛素笔,上下倒置10次摇匀药液(使用短效胰岛素可以省略此步骤),拔下笔帽调节剂量选择环至所需要的刻度单位。

(4)75%乙醇消毒皮肤待干,直握胰岛素笔垂直进入(或30～40°角进针)。

(5)推动注射键将药物注入体内,停留10 s以上,以免药液未吸入在拔针时随针头带出。

(6)快速拔针,用棉签压住针眼,回套胰岛素针头外套,旋下诺和笔注射针头,放入利器盒,盖好笔帽。

4. 整理

(1)将使用后的针头、棉签等按照医院规定妥善处置。

(2)协助患者整理好衣物,取舒适体位。

(3)洗手,记录。

5. 注意事项

(1)使用胰岛素笔时要注意笔与笔芯相互匹配,每次注射前确认笔内是否有足够剂量,药液是否变质等。

(2)胰岛素的保存:未开封的胰岛素放于冰箱2～8 ℃冷藏保存,正在使用的胰岛素在常温下(不超过30 ℃)可使用28～30 d,无须放入冰箱,但应避免过冷、过热、太阳直晒、剧烈晃动等,否则可因蛋白质凝固变性而失效。

(3)胰岛素采用皮下注射时,宜选择皮肤疏松部位,如上臂三角肌、臀大肌、大腿前侧、腹部等。腹部吸收胰岛素最快,其次分别为上臂、大腿和臀部。

(4)如患者参加运动锻炼,不要选择在大腿、上臂等活动的部位注射胰岛素。

(5)注射部位要经常轮换,长期注射同一部位可能导致局部皮下脂肪萎缩或增生、局部硬结。尽量每天同一时间在同一部位注射,并进行腹部、上臂、大腿外侧和臀部的"大轮换",如餐时注射在腹部,晚上注射在上臂等;在同一部位注射时,也需要进行"小轮换",即与每次注射点相距1 cm以上,且选择无硬结的部位。

(6)如产生硬结,可热敷,但应避免烫伤。

四、评分标准

见表6-2～表6-5。

表6-2　糖尿病患者护理评分标准

姓名:__________　　总得分:__________

评价内容	分值	技术实施要点	存在问题
1. 知识（40分）	2	糖尿病的概念	
	4	糖尿病患者的症状、体征、分型和急、慢性并发症	
	3	糖尿病患者的实验室及其他检查结果	
	3	糖尿病的诊断要点、治疗要点	
	3	糖尿病所致"营养失调"的原因和护理措施	
	3	糖尿病患者"有感染的危险"护理诊断的相关因素和护理措施	
	4	糖尿病患者的口服用药护理、注射胰岛素护理注意事项	
	2	糖尿病足的概念和临床表现	

续表 6-2

评价内容	分值	技术实施要点	存在问题
1. 知识 (40 分)	4	糖尿病足的诱发因素和日常护理措施	
	4	糖尿病酮症酸中毒的概念和临床表现	
	4	糖尿病酮症酸中毒的诱发因素和急救护理措施	
	4	糖尿病并发低血糖的原因和护理措施	
2. 能力 (40 分)	5	对患者进行资料收集(主动且完整介绍自己,正确说明评估目的,引导患者充分回答相关问题,对患者基本资料、生活方式、饮食习惯、现病史资料、既往史资料、家族史资料、心理-社会状况资料收集完整)	
	5	对患者进行身体评估,正确洗手,用物准备齐全。检查内容主要包括:生命体征、精神和神志状态;面容表情;眼部及视力;营养状况;皮肤和黏膜;颈部血管;胸廓及肺部检查;心脏检查;腹部检查;脊柱及四肢;神经和肌肉系统检查等 要求方法及动作正确,检查结果正确,并注意到患者反应及适时安慰,对检查结果能正确解释,且记录完整	
	5	正确判断患者的护理问题,指出相关因素	
	5	确定护理计划和实施方案: (1)营养失调的护理(饮食指导,运动指导,口服用药护理,使用胰岛素的护理,自我检测的指导,健康教育) (2)感染的预防、病情观察、皮肤护理、糖尿病足的预防和护理 (3)糖尿病酮症酸中毒的预防、病情观察和急救护理 (4)低血糖的预防、病情观察和急救护理	
	5	血糖监测(见本节评分标准 6-3“血糖监测评分标准”)	
	5	疑似糖尿病患者的确诊检查(见本节表 6-4“OGTT 及胰岛素释放试验评分标准”)	
	5	胰岛素注射方法和注意事项(见本节表 6-5“诺和笔注射胰岛素评分标准”)	
	5	对患者及家属进行健康指导: (1)疾病预防指导:糖尿病危险因素识别和早期糖尿病筛查 (2)疾病知识指导:糖尿病病因、临床表现、诊断与治疗方法 (3)病情监测指导:每 3 ~ 6 个月复查 HbA1c 和血脂,每年全面体检,监测血糖、血压、体重指数 (4)用药与自我护理指导:①监测日常口服药物和胰岛素的疗效和不良反应,学会自己注射胰岛素;②指导饮食、运动方案并长期坚持;③指导糖尿病常见急性并发症的表现、观察方法及处理措施;④掌握糖尿病足的预防和护理方法;⑤缓解生活压力,维持积极乐观心态	

续表 6-2

评价内容	分值	技术实施要点	存在问题
3. 素质（10 分）	5	能正确运用个体化沟通策略与技巧，语言规范，充分体现人文关怀理念	
	5	团队成员共同探讨情景设计，分工协作，平等尊重，互相帮助，配合默契，在规定时间内共同参与完成各项实验任务	
4. 提问（10 分）（1～2 个问题）	5		
	5		
5. 总分	100		

表 6-3　血糖监测评分标准

姓名：________　　总得分：________

评价内容	分值	技术操作要求	评分等级					存在问题
			Ⅰ	Ⅱ	Ⅲ	Ⅳ	Ⅴ	
1. 操作前评估（20 分）	5	询问患者进餐情况	5	4	3	2	1	
	5	评估患者局部皮肤状况，如颜色、温度、有无硬结、淤血、感染等，对酒精及冷有无过敏	5	4	3	2	1	
	5	用物准备：备齐用物，放置合理	5	4	3	2	1	
	5	护士着装整齐，仪表端庄；手卫生（洗手或手消毒）；熟练掌握血糖仪的操作程序	5	4	3	2	1	
2. 操作步骤（60 分）	5	核对医嘱和用物，至患者旁，向患者解释并取得配合	5	4	3	2	1	
	5	协助患者取舒适体位（可将患者手臂垂下约 15 s，以便让血液流到指端，确保足够血量）	5	4	3	2	1	
	5	用 75% 乙醇棉签消毒采血部位待干	5	4	3	2	1	
	10	开机（或插入血糖试纸开机），调节仪器上显示的试纸代码与试纸瓶上的代码相一致	10	8	6	4	2	
	10	待乙醇完全挥发干后，用一次性采血针在手指指腹两侧采血，可轻轻从手指根部向采血点按摩，第 1 滴血用无菌棉签擦掉弃去	10	8	6	4	2	
	10	提供血样至测试区，确认血样量足够并等待仪器显示测试结果	10	8	6	4	2	
	5	指导患者用干棉签按压采血部位 1～2 min	5	4	3	2	1	
	5	关机或取出使用过的试纸，正确处置医疗废弃物并洗手	5	4	3	2	1	
	5	记录血糖测试结果并告知患者	5	4	3	2	1	

续表 6-3

评价内容	分值	技术操作要求	评分等级					存在问题
			Ⅰ	Ⅱ	Ⅲ	Ⅳ	Ⅴ	
3. 指导患者（10 分）	5	根据患者血糖值指导患者饮食、运动、用药等注意事项	5	4	3	2	1	
	5	指导患者正确使用血糖仪监测血糖的注意事项	5	4	3	2	1	
4. 提问（10 分）	5	血糖监测的目的及注意事项	5	4	3	2	1	
	5	正常血糖值范围	5	4	3	2	1	
5. 总分	100		100	80	60	40	20	

评分等级：Ⅰ级表示操作熟练、规范，无缺项，与患者沟通自然、语言通俗易懂；Ⅱ级表示操作熟练，有 1～2 处缺项，欠规范，与患者沟通不够自然；Ⅲ级表示操作欠熟练，有 2～3 处缺项，欠规范，与患者沟通较少；Ⅳ级表示操作不熟练、不规范，有 4 处以上缺项，无沟通；Ⅴ级表示操作混乱、无序

表 6-4 OGTT 及胰岛素释放试验评分标准

姓名：__________ 总得分：__________

评价内容	分值	技术操作要求	评分等级					存在问题
			Ⅰ	Ⅱ	Ⅲ	Ⅳ	Ⅴ	
1. 操作前评估（20 分）	5	评估患者试验前禁食情况，药物使用情况	5	4	3	2	1	
	5	评估患者局部皮肤及血管情况：有无瘢痕、硬结、炎症，局部静脉充盈度及管壁弹性，试验患者暂不输液	5	4	3	2	1	
	5	用物准备：备齐用物，放置合理	5	4	3	2	1	
	5	护士着装整齐，仪表端庄；手卫生（洗手或手消毒）；熟练掌握静脉采血的操作程序	5	4	3	2	1	
2. 操作步骤（60 分）	5	核对床号姓名，解释检查目的和方法	5	4	3	2	1	
	5	协助患者取舒适姿势，露出合适的采血部位，选择合适的血管，将治疗巾置于其下	5	4	3	2	1	
	10	常规消毒皮肤，按照静脉采血技术进行采血，将血标本注入采血管	10	8	6	4	2	
	5	在相应采血管上贴条形码（标记为 0 h）	5	4	3	2	1	
	5	再次核对化验单上患者的床号、姓名、条码号及检测项目，立即送检	5	4	3	2	1	
	10	将 75 g 无水葡萄糖粉溶于 300 mL 温开水中，或在 165 mL 的 50% 葡萄糖水中加水至 300 mL	10	8	6	4	2	

续表 6-4

评价内容	分值	技术操作要求	评分等级					存在问题
			Ⅰ	Ⅱ	Ⅲ	Ⅳ	Ⅴ	
2. 操作步骤（60 分）	5	协助患者 3 ~ 5 min 喝完，喝第 1 口糖水时开始计时	5	4	3	2	1	
	10	口服糖水后 30 min、60 min、120 min、180 min 分别在患者前臂静脉采血	10	8	6	4	2	
	5	血标本及时标记和送检。整理用物，洗手	5	4	3	2	1	
3. 指导患者（10 分）	5	指导患者试验过程中禁食、禁水，禁止吸烟及剧烈运动，保持情绪稳定	5	4	3	2	1	
	5	告知患者胰岛素释放与进食的关系，理解胰岛素降血糖的原理	5	4	3	2	1	
4. 提问（10 分）	5	OGTT 试验的临床意义	5	4	3	2	1	
	5	正常血糖值范围及正常胰岛素释放规律	5	4	3	2	1	
5. 总分	100		100	80	60	40	20	

评分等级：Ⅰ级表示操作熟练、规范，无缺项，与患者沟通自然、语言通俗易懂；Ⅱ级表示操作熟练，有 1 ~ 2 处缺项，欠规范，与患者沟通不够自然；Ⅲ级表示操作欠熟练，有 2 ~ 3 处缺项，欠规范，与患者沟通较少；Ⅳ级表示操作不熟练、不规范，有 4 处以上缺项，无沟通；Ⅴ级表示操作混乱、无序

表 6-5　诺和笔注射胰岛素评分标准

姓名：__________　　　　总得分：__________

评价内容	分值	技术操作要求	评分等级					存在问题
			Ⅰ	Ⅱ	Ⅲ	Ⅳ	Ⅴ	
1. 操作前评估（20 分）	5	评估患者餐饮准备情况	5	4	3	2	1	
	5	评估患者局部皮肤情况，用药史，过敏史等	5	4	3	2	1	
	5	用物准备：备齐用物，检查药液质和量	5	4	3	2	1	
	5	护士着装整齐，仪表端庄；手卫生（洗手或手消毒）；熟练掌握皮下注射的操作程序	5	4	3	2	1	
2. 操作步骤（60 分）	5	核对床号、姓名，解释操作目的和方法	5	4	3	2	1	
	5	协助患者取舒适体位，充分暴露注射部位	5	4	3	2	1	
	10	75% 乙醇消毒皮肤。摇匀药液，遵医嘱将刻度旋至所需处	10	8	6	4	2	
	10	再次核对床号、姓名、剂量，右手持针，以 90° 角垂直进针，或 30° ~ 40° 角进针	10	8	6	4	2	
	10	左手拇指注射诺和笔末端的活塞直至刻度为零，并继续保持 10 s 以上	10	8	6	4	2	

续表 6-5

评价内容	分值	技术操作要求	评分等级					存在问题
			Ⅰ	Ⅱ	Ⅲ	Ⅳ	Ⅴ	
2. 操作步骤（60 分）	5	进针部位避开硬结和瘢痕，距上次穿刺部位 1 cm 以上	5	4	3	2	1	
	5	拔针时用干棉签轻压穿刺处，避免按揉。再次核对，记录	5	4	3	2	1	
	5	旋下诺和笔注射针头，盖好笔帽，检查药液余量，确定是否需要更换	5	4	3	2	1	
	5	整理床单位，污物处理符合院感要求，洗手	5	4	3	2	1	
3. 指导患者（10 分）	5	嘱患者注射后按时进餐	5	4	3	2	1	
	5	指导患者注意身体反应，注意监测血糖，如有不适及时通知医护人员	5	4	3	2	1	
4. 提问（10 分）	5	胰岛素的保存方法	5	4	3	2	1	
	5	胰岛素注射不良反应的观察及处理	5	4	3	2	1	
5. 总分	100		100	80	60	40	20	

评分等级：Ⅰ级表示操作熟练、规范，无缺项，与患者沟通自然、语言通俗易懂；Ⅱ级表示操作熟练，有 1 ~ 2 处缺项，欠规范，与患者沟通不够自然；Ⅲ级表示操作欠熟练，有 2 ~ 3 处缺项，欠规范，与患者沟通较少；Ⅳ级表示操作不熟练、不规范，有 4 处以上缺项，无沟通；Ⅴ级表示操作混乱、无序

五、选择题

1. 糖化血红蛋白 A1（HbA1c）测定可反映患者取血前几周血糖总的水平（　　）
   A. 4 ~ 8 周　　B. 8 ~ 12 周
   C. 12 ~ 16 周　　D. 16 ~ 20 周
   E. 20 ~ 24 周
2. 糖尿病患者饮食中，碳水化合物应占总热量的比例为（　　）
   A. 20% ~ 30%　　B. 30% ~ 40%
   C. 40% ~ 50%　　D. 50% ~ 60%
   E. 60% ~ 70%
3. 胰岛素注射最常见的不良反应是（　　）
   A. 过敏反应　　B. 注射部位皮下脂肪萎缩或增生
   C. 视力模糊　　D. 低血糖反应
   E. 水肿
4. 糖尿病酮症酸中毒的特征性症状为（　　）
   A. 严重口渴、多饮、多尿　　B. 昏迷
   C. 呼吸深大　　D. 呼气有烂苹果味
   E. 皮肤干燥，弹性差

5. 王某,男,58 岁,有糖尿病家族史。王某平时无“三多一少”症状,体检发现空腹血糖 6.5 mmol/L,疑糖尿病就诊,下列哪项检查最有诊断意义( )
A. 空腹血糖
B. 餐后血糖
C. 葡萄糖耐量试验
D. 24 h 尿糖定量
E. 糖化血红蛋白

6. 张某,男,40 岁。体型肥胖,自诉近半年来多饮、多尿,无多食及体重减轻,查 OGTT 示空腹 6 mmol/L,餐后 2 h 9 mmol/L。下列哪项治疗措施最适用于该患者( )
A. 饮食疗法+格列奈类
B. 饮食疗法+运动疗法
C. 饮食疗法+磺脲类
D. 饮食疗法+胰岛素
E. 饮食疗法+阿卡波糖

7. 李某,女,33 岁。因意识丧失半小时收入院。身体评估:面色潮红、呼吸深大,血糖 20.2 mmol/L。该患者最可能是出现了( )
A. 糖尿病酮症酸中毒
B. 乳酸酸中毒
C. 高渗性昏迷
D. 低血糖昏迷
E. 脑血管意外

8. 王某,男,60 岁。患 2 型糖尿病 5 年,较少锻炼,体态偏胖,长期采用饮食治疗及口服降糖药控制血糖,但血糖控制不理想,对此应首先考虑的治疗方案是( )
A. 改用胰岛素治疗
B. 增加运动疗法
C. 加大降糖药剂量
D. 调整用药时间
E. 住院进一步检查

9. 李某,男,21 岁。因“突发糖尿病酮症酸中毒”急诊入院,静脉滴注胰岛素及生理盐水后,血糖降低并趋于平稳,失水纠正,此时最应该注意防止发生( )
A. 低血钠
B. 低血钾
C. 低血钙
D. 低血糖
E. 低血氯

10. 张某,男,17 岁。患有 1 型糖尿病 3 年。餐前突感饥饿难忍,全身无力、心慌、出虚汗,护士应立即采取的措施是( )
A. 静脉取血测血糖
B. 协助患者饮糖水
C. 进行血压监测
D. 建立静脉通路
E. 专人护理

11. 周某,女,19 岁。患 1 型糖尿病 2 年,患病后每天一直用胰岛素 40 U 皮下注射控制血糖,近 1 周因胰岛素用完,患者自行停用胰岛素治疗。现因乏力 3 d,昏迷 4 h入院。以下对患者的紧急处理中错误的是( )
A. 抽血查血糖、血酮
B. 建立静脉通路
C. 血气分析
D. 输入 10% 葡萄糖注射液
E. 查血电解质

12. 吴某,女,32 岁,患 2 型糖尿病 2 年,血糖一直很平稳。现怀孕 14 周,因餐后 2 h 血糖 15.2 mmol/L 前来就诊。其最佳治疗方案为( )

A. 严密观察　　B. 控制饮食
C. 口服磺脲类药物　　D. 皮下注射胰岛素
E. 运动疗法

(13～15 题共用题干)

孔某,女,55 岁,有糖尿病家族史。患者有高血压病史 10 年,体检时发现空腹血糖 6.8 mmol/L,自诉无不适,平时很少运动。身体评估:身高 157 cm,体重 80 kg。

13. 为明确患者是否患有糖尿病,应进行的检查是(　　)
A. 尿糖　　B. 24 h 尿糖定量
C. 糖化血红蛋白　　D. 口服葡萄糖耐量试验
E. 随机血糖

14. 患者存在的 2 型糖尿病危险因素为(　　)
A. 肥胖　　B. 糖尿病家族史
C. 运动量少　　D. 年龄大于 40 岁
E. 以上都是

15. 患者此时最主要的护理诊断是(　　)
A. 有感染的危险　　B. 知识缺乏:缺乏糖尿病相关知识
C. 营养失调:高于机体需要量　　D. 活动无耐力
E. 潜在并发症:糖尿病酮症酸中毒

六、选择题答案

1. B　2. D　3. D　4. D　5. C　6. B　7. A　8. B　9. B　10. B　11. D　12. D　13. D　14. E　15. C

七、评判性思考

陈某,男,17 岁,学生。因"腹痛、恶心 2 d,加重伴发热、呕吐 1 d"入院。患者 2 d 前进食雪糕 2 支,晚间开始出现恶心,未做处理。昨日晨起开始出现发热,下午进食少许白粥。今晨起出现呕吐,同时伴有腹痛,神志模糊,来院急诊。患者既往身体健康,否认消化道疾病史,最近 2 年患者喜饮水,体重减轻,大小便正常,无特殊饮食史。家族无遗传疾病病史。

身体评估:T 38 ℃,P 100 次/min,R 25 次/min,BP 133/68 mmHg。嗜睡,呼吸深快。皮肤黏膜无黄染,口唇无发绀。心、肺、腹部、四肢及神经系统检查未见明显异常。

实验室检查:白细胞 10.06×10^9/L。血钾 3.59 mmol/L,血钠 132.8 mmol/L,血糖 24.19 mmol/L,HbAlc 17.4%,pH 值 7.03。血酮体(+++)。

分析以下问题。

(1)该患者可能的医疗诊断是什么?

(2)如何对患者进行治疗护理和健康宣教?

(3)列出并完成 3 项护理临床操作。

(易景娜)

项目二　甲状腺功能亢进症患者的护理

【实验学时】

1 学时。

【实验类型】

综合型实验。

【学习目标】

1. 掌握甲状腺功能亢进症的临床表现和药物治疗原则,熟悉甲状腺危象的处理原则。

2. 了解甲状腺功能亢进症的病因和发病机制、临床表现、实验室检查及其他检查、诊断与治疗要点。

3. 正确应用护理评估、诊断、措施及评价等护理流程。

4. 掌握^{131}I 治疗的指导。

【实验准备】

1. 物品准备

(1)氧气吸入装置:治疗车、流量表、连接管、鼻导管或鼻塞、胶布、无菌棉签、纱布、湿化瓶(内盛蒸馏水 1/3 或 2/3 满)、换药碗内盛温开水、吸氧记录卡、压缩雾化吸入机、吸入性药物、听诊器、各种操作流程表。

(2)静脉输液装置:①治疗车上面备注射器 1 mL、2 mL、5 mL、20 mL 各 2 个,输液器,输液贴,止血带,乙醇,碘酒或安尔碘,快速洗手液,污物碗,输液卡,输液治疗卡,砂轮;②治疗车下面备浸泡止血带的消毒液桶、利器盒、医疗垃圾袋或桶;抢救药物:盐酸肾上腺素、地塞米松。

(3)静脉采血装置:医嘱单、化验单、治疗卡、选择合适的标本容器、治疗盘、无菌棉签、0.5% 碘伏、5 ~ 20 mL 注射器、一次性手套、弯盘、止血带、垫巾、检验单、试管架、标本容器(干燥试管、抗凝试管或血培养瓶或真空采血管)、浸泡桶、洗手液、利器盒、医用垃圾袋。

2. 学生课前准备　每实验小班学生平均分成 4 组,选出组长 1 人。课前通过复习、查阅文献等小组学习强化甲状腺危象急救处理的相关知识。

【情境案例】

赵某,女性,36岁,公务员,离异。5年前开始出现多食易饥、乏力、怕热、多汗、体重下降、月经量少;时有心悸、气促,失眠,性情急躁,前来就诊。经门诊检查,发现甲状腺肿,甲状腺素(T_4)20 μg/dL,三碘甲状腺原氨酸(T_3)3 ng/mL,摄^{131}I:3 h 60.2%,24 h 78.9%,诊断为"甲状腺功能亢进症",给予甲巯咪唑治疗,每日30 mg口服,2个月后好转出院,继续服药8个月,病情稳定,自行停药。半年后上述症状再次出现,体重继续下降。1周前出现胸闷、气急、心悸,遂来医院急诊。既往否认高血压、糖尿病、冠心病等病史,否认外伤、手术史。否认食物及药物过敏史。父母早亡,死因不明。其家族中有兄弟姐妹3人,弟妹均体健。

身体评估:T 38 ℃,P 126次/min,R 20次/min,BP 150/80 mmHg,身高164 cm,体重48 kg,神志清楚,发育正常,消瘦,制动体位,检查配合。皮肤无苍白、发绀及黄染,湿润多汗、紫癜、皮疹、色素沉着。结膜无充血,巩膜无黄染,两侧瞳孔等大等圆,对光反射存在,调节反应及视力正常。上眼睑挛缩,瞬目减少,双眼辐辏不良,伴轻度突眼,眼球有细震颤。甲状腺呈弥漫性、对称性Ⅱ度肿大,质软,无压痛,无结节,两上极有细震颤并可闻及血管杂音,无压痛。肝-颈静脉回流征阳性,叩诊移动性浊音阳性。心尖搏动在左侧第5肋间锁骨中线上,心率140次/min,心律绝对不齐,未闻及病理性杂音。肺部体征阴性,肝、脾肋下未触及。关节无红肿畸形、运动障碍,双手细震颤阳性。膝腱、跟腱反射均亢进,两侧对称,巴宾斯基征及凯尔尼格征阴性,双下肢凹陷性水肿。

实验室检查:促甲状腺素受体抗体(TRAb)22.3 U/L,T_4 19.5 μg/dL,T_3 2.86 ng/mL,游离甲状腺素(FT_4)30.5 pmol/L,游离三碘甲状腺原氨酸(FT_3)11.30 pmol/L,促甲状腺激素(h-TSH)<0.07 μIU/mL。

心电图:心房颤动,心律绝对不齐,心率140次/min。胸片:双肺无异常。甲状腺B超:双侧甲状腺弥漫性增大,血流丰富,内部回声欠均。甲状腺摄碘率:3 h 54.59%,24 h 71.77%。腹部B超:肝、胆、胰、脾未见明显异常。

初步诊断:甲状腺功能亢进症;右心衰竭。

【实验内容与步骤】

一、案例讨论

1. 根据目前所获得的资料,你认为该患者诊断为甲状腺功能亢进症的依据是什么?

2. 该患者目前所存在的主要护理诊断/护理问题有哪些?

3. 请模拟以下情景并分析问题。

情境一:就诊时,患者出现高热、恶心、大汗、烦躁不安,查心率150次/min,心律不齐,心电图显示心房颤动。遵医嘱静脉注射去乙酰毛花苷0.4 mg,15 min后心率降至100次/min,心律仍不齐。口服维拉帕米2 d后心律转为窦性心律。次日复查仍为心房颤动,心率140次/min。甲状腺较前增大,可闻血管杂音。为进一步诊治急诊以"甲状腺功能亢进症"立即收治入院。

分析以下问题：

(1)患者发生了什么问题？应如何进行抢救处理？

(2)团队成员如何分工协作？

情境二：入院后经甲巯咪唑治疗，患者病情稳定，睡眠质量改善，焦虑情绪减轻，多食，病情好转，每日进食 300 ~ 400 g，出汗减少，心率控制在 80 次/min 左右，存在心房颤动。今日体检：T 36.8 ℃，P 75 ~ 80 次/min，脉搏强弱不等，BP 140/80 mmHg。上眼睑挛缩，轻度突眼。颈软，颈动脉搏动不明显，颈静脉无怒张。甲状腺弥漫性肿大，无结节，血管杂音减轻。心率 80 ~ 90 次/min，心律绝对不齐，未闻及杂音，腹软无压痛，肝、脾肋下未触及，肠鸣音 4 次/min，双手细震颤阳性，无胫前黏液性水肿。余未见异常。

医生解读：患者发生甲状腺危象。

分析以下问题：

(1)此时护士应重点观察患者哪些症状？

(2)如何正确指导患者避免诱因？

情境三：住院第 6 天，患者进食量正常，患者无焦虑、烦躁、心悸等表现。T 36.5 ℃，P 78 次/min，R 18 次/min，BP 125/75 mmHg，SpO_2 99%。护士巡视病房时，患者端坐卧位，对自己以后未来的生活质量表示担忧，伤心地问责任护士："我还年轻，这个病如果反反复复，我以后该怎么办啊？"

医生医嘱：给予患者^{131}I 治疗。责任护士给患者进行用药护理，指导患者正确用药。

●^{131}I 治疗甲状腺功能亢进症前注意事项：

(1)首先要停用患者原有抗甲状腺药物，停用至少 2 周。

(2)检查前 1 个月内不得做碘油造影、血管造影、胆道造影，不得服用中药、碘化钾及卢戈液。

(3)检查前 2 周内不得擦碘酒，不得食用海带、紫菜、海蜇、海藻、海鱼、海虾、海蛤等海产品及卷心菜、莴苣等含碘量高的食物。

(4)检查前 2 周应停用华素片、含碘喉症片、草珊瑚、西瓜霜、可的松、磺胺类、性激素、避孕药、抗结核药、甲状腺素片及他巴唑、丙基硫氧嘧啶等抗甲状腺药物。

(5)妊娠及哺乳期不宜做甲状腺显像、^{131}I 摄碘率检查、^{131}I 治疗。

(6)当天上午就诊患者需空腹，服用^{131}I。

●^{131}I 治疗甲状腺功能亢进症后注意事项：

(1)服用后，2 h 后方可进食。治疗期间建议多喝水，多吃酸性食物，以防止^{131}I 在口腔中逗留时间过长，造成唾液腺功能损伤。

(2)隔离 1 周，并非严格意义上的隔离，需要远离人群。3 d 内与他人保持 1 m 以上的距离，2 周内避免与人亲密接触，1 个月内避免接触婴幼儿及孕妇。

(3)个人的物品，比如被褥、碗筷需要个人专用，不要和别人混用。患者用过的物品，需要放置 1 个月左右，其家人才能使用。服用药物的前几天，上厕所后应当多冲水。

(4)服^{131}I 后应注意休息，避免过度劳累、情绪激动、感冒、胃肠炎，以免诱发甲状腺危象。

(5)服^{131}I 后 1 个月内禁服含碘药物、禁食各类海鲜食品，以免减弱治疗效果。患者禁服抗甲状腺药物。病情严重者可服^{131}I 2～3 d后短程使用抗甲状腺药物，以减轻症状。

(6)由于接受^{131}I治疗早期可见颈部发痒、疼痛等放射性甲状腺炎症状，故在治疗后的第1周应避免扪诊或挤压甲状腺。

分析以下问题：

(1)此时护士如何回答患者的问题、如何进行心理护理？

(2)如何指导患者正确用药。

二、学生分组

每组选5名学生进行角色扮演，2名护士；1名患者；1名患者家属；1名医生。操作实施结束后学生代表发言，教师点评分析。

三、技能训练

(一)鼻导管吸氧

1. 评估

(1)核对患者信息。

护士：您好，您叫什么名字？请让我看一下您的腕带。

(2)评估患者意识、呼吸，鼻腔有无出血、鼻黏膜有无糜烂，鼻中隔有无偏曲。

2. 准备

(1)患者准备：取合适体位。

(2)环境准备：环境安全，远离明火与热源。

(3)护士准备：着装规范，洗手。

(4)用物准备：吸氧装置(氧气流量表、湿化瓶)、一次性鼻导管、棉签、纱布、小药杯(内盛温开水)、手电筒、用氧记录本。

3. 吸氧

(1)告知吸氧的目的及注意事项，取得患者的配合。

(2)连接吸氧装置：关流量表开关，将流量表与中心供氧终端连接，再连接湿化瓶(内盛1/2～2/3满湿化液)。

(3)清洁鼻腔：用棉签蘸清水清洁鼻腔。

(4)连接鼻导管：将鼻导管与氧气流量表连接，开流量表开关，将鼻塞没入冷开水中，看是否有气泡冒出。

(5)调节氧流量：遵医嘱正确调节氧流量。

(6)插入与固定：将鼻导管轻轻插入患者鼻腔，并固定导管。

(7)记录与观察：记录用氧时间，观察缺氧情况是否好转。

护士：赵老师，吸氧有助于改善您胸闷、心悸的情况，氧气已经给您吸上了，这个氧流量是根据您的病情设定的，请不要随意调节，吸氧时，注意防火、防油、防震、防热，更不要在病房内吸烟，医生会根据检查结果为您做下一步的治疗。

4. 停氧

(1)评估患者缺氧改善情况。

(2)向患者说明停止吸氧的理由。

(3)拔出鼻导管,清洁鼻腔。

(4)关流量表开关,分离鼻导管。

(5)取下流量表与湿化瓶。

5. 整理

(1)协助取舒适体位,整理床单位。

(2)分类处理用物。

(3)记录停氧时间。

6. 注意事项

(1)注意用氧安全,切实做好"四防",即防震、防火、防热、防油。

(2)用氧前,应检查氧气装置有无漏气,氧气管是否通畅。

(3)使用氧气时,应先调好氧流量,再插鼻导管;停用氧气时,应先拔出鼻导管,再关氧流量;中途改变吸氧流量时,应先分离鼻导管,调整流量后再接上。

(4)用氧过程中,密切观察患者的缺氧症状是否改善。

(5)持续吸氧的患者,保持鼻腔和鼻导管的清洁与通畅。

(6)常用的湿化液有冷开水、蒸馏水。急性肺水肿患者可选用20% ~30%的乙醇湿化。

(7)使用氧气筒给氧时,氧气筒外应悬挂"空"或"满"的标志。氧气筒内气体不可用尽,至少要保留5 kg/m^2的压力,以免灰尘进入筒内,再充气时引起爆炸。

(二)密闭式周围静脉留置针输液技术

1. 评估

(1)核对患者信息。

(2)评估患者意识、生命体征、氧疗情况。

(3)评估穿刺部位皮肤及血管情况。

护士:您好,您叫什么名字? 请让我看一下您的腕带。

2. 准备

(1)患者准备:取合适体位,暴露穿刺部位。

(2)环境准备:环境整洁、宽敞、光线适宜。

(3)护士准备:着装规范,洗手、戴口罩。

(4)用物准备:清洁治疗盘、无菌治疗巾、皮肤消毒液、无菌棉签、一次性输液器、静脉留置针2支、透明无菌敷贴、速干手消毒剂(或无菌手套)、止血带、输液胶贴、瓶套、垫巾、弯盘、巡视卡、治疗巾、笔、手表、利器盒,必要时备夹板。根据医嘱备药和液体。

3. 定位、穿刺

(1)向患者说明操作目的,询问患者有无需求并帮助解决,取得患者配合。

护士:赵老师,根据医嘱需要给您静脉输液,这有利于改善您的病情并及时进行处理,请您配合。

(2)核对并排气:卫生手消毒(或戴手套),再次核对治疗卡,输液瓶挂于输液架上;排净输液管内空气,排出适量液体冲洗管腔,调节器阻断液体。

(3)选择血管:选择合适的血管,宜选用粗、直、富有弹性、无静脉瓣、避开关节且不易滑动的静脉;评估穿刺部位皮肤和血管,穿刺部位下铺垫巾,放止血带。

(4)消毒:以穿刺点为中心,由内向外呈螺旋形消毒皮肤 1 遍,直径 8 cm 以上;根据静脉情况选择合适型号的静脉留置针,检查留置针灭菌有效期及包装是否完好。

(5)检查:准备胶贴,检查无菌敷贴灭菌有效期及包装是否完好并打开。

(6)再次消毒:扎止血带(距穿刺点 10 cm),使尾端向上;以穿刺点为中心,由内向外呈螺旋形消毒皮肤 1 遍,直径 8 cm 以上。

(7)穿刺:打开留置针并取出,转动针芯,将肝素帽与输液器连接,再次检查输液管下段,确无气泡后排出少许液体。嘱患者握拳,使静脉充盈;一只手绷紧皮肤,另一只手持针,以 15°~30°角在血管上方刺入。

(8)见回血后降低角度至 5°~15°,再平行向前进针少许。

(9)左手拇指、示指固定侧管,右手固定针翼,同时拇指下压绷紧皮肤,左手缓慢将软管全部送入。

(10)嘱患者松拳,松止血带,打开输液管调节器,观察滴入情况。

(11)滴入通畅后,左手拇指、示指固定针翼,右手快速抽出针芯。

(12)用透明无菌敷贴固定穿刺针(使敷贴下缘与留置针针翼下缘平齐),胶贴固定延长管及头皮针,在无菌敷贴上注明穿刺日期、时间。

(13)调节滴速,再次查对,填写输液巡视卡各项内容,挂于输液架上。

4. 整理

(1)记录患者的体温、吸氧浓度。

(2)协助取舒适体位,整理床单位。

(3)将呼叫器放于患者伸手可及处。

5. 注意事项

(1)严格执行无菌操作原则,预防感染。

(2)滴数符合要求,输入通畅局部无肿胀、渗液。

(3)穿刺侧手臂避免剧烈运动,或长时间下垂,敷料潮湿及时更换。睡觉时避免压迫穿刺部位,更衣时注意不要将导管勾出或拔出。

(4)正确使用封管技术,每日用肝素(或生理盐水)溶液正压封管或使用可来福接头。

(三)静脉采血技术

1. 评估

(1)核对患者信息。

护士:您好,您叫什么名字?请让我看一下您的腕带。

(2)评估患者意识、生命体征。询问患者是否按照要求进行采血前准备,如是否空腹等。

(3)评估患者穿刺部位皮肤情况、静脉充盈度和管壁弹性。

2. 准备

(1)患者准备:取合适体位,暴露穿刺部位。

(2)环境准备:环境整洁、宽敞、光线适宜。

(3)护士准备:着装规范,洗手、戴口罩。

(4)用物准备:医嘱单、化验单、治疗卡、选择合适的标本容器、治疗盘、无菌棉签、0.5%碘伏、75%乙醇、5 ~ 20 mL注射器、一次性手套、弯盘、止血带、垫巾、检验单、试管架、标本容器(干燥试管、抗凝试管或血培养瓶或真空采血管)、浸泡桶、洗手液、利器盒、医用垃圾袋。

3. 定位、穿刺

(1)推车携物至床旁、核对患者床号、姓名等,向患者说明操作目的,取得患者配合。

护士:赵老师,根据医嘱需要给您抽静脉血,这有利于判断您的病情,请您配合。

(2)定位:取舒适卧位,铺垫巾,在穿刺处上部约6 cm系止血带(选择合适的静脉)松止血带。

(3)消毒:以穿刺点为中心用0.5%碘伏棉签常规消毒2次,扎止血带于穿刺点上约6 cm处。

(4)必要时戴无菌手套。

(5)穿刺:嘱患者握拳,操作者左手拇指绷紧静脉下端皮肤,右手持注射器针头斜面向上,与皮肤呈20°角进针,刺入静脉,见回血后抽出适量血液。

(6)松止血带,松拳,以干棉签置穿刺点处迅速拔出针头,按压局部片刻。

(7)根据检查目的的不同将血液标本置于不同容器内。

(8)采全血标本时,取下针头,缓慢注入抗凝管中,轻轻转动试管防止血液凝固。

(9)取采血清标本时,取下针头,缓慢注入干燥凝管中,勿将泡沫注入,避免震荡,以防红细胞破裂而造成溶血。

(10)采取血培养标本时,注入密封瓶时应常规用75%乙醇消毒瓶口,待干1 min后。更换针头后将抽出的血液注入瓶内,轻轻摇匀,注入无菌试管时,取下塞子,迅速在乙醇灯火焰上试管口,注入,轻轻摇匀,再将试管在乙醇灯火焰上试管口后塞好。

4. 整理

(1)如戴手套者脱去手套,洗手。

(2)整理用物和环境,协助患者取舒适卧位。

(3)标本连同化验单及时送检。

5. 注意事项

(1)如果患者正在静脉输液、输血,不宜在同侧手臂采血。

(2)在采血过程中,应避免导致溶血的因素。

(3)需要抗凝的血标本,应将血液与抗凝剂混匀。

(4)举止端庄、言语温和,作风严谨,动作轻巧。

四、评分标准

见表6-6。

表 6-6　甲状腺功能亢进症评分标准

姓名:__________　　总得分:__________

评价内容	分值	技术实施要点	存在问题
1. 知识（40分）	1	甲状腺功能亢进症的概念	
	4	甲状腺功能亢进的病因及病理机制	
	3	甲状腺功能亢进的类型及并发症	
	3	非甲状腺功能亢进的类型	
	3	甲状腺功能亢进的临床表现:症状和体征	
	3	甲状腺肿的临床表现	
	4	甲状腺功能亢进症患者护理诊断的相关因素和护理措施	
	1	甲状腺危象的概念	
	4	甲状腺危象的诱因及处理措施	
	4	甲状腺危象的临床表现	
	3	甲状腺功能亢进症的实验室检查及其他检查	
	3	甲状腺功能亢进症的治疗:一般治疗、抗甲状腺功能亢进的治疗、甲状腺危象的治疗	
	4	甲状腺危象的早期识别与护理	
2. 能力（40分）	5	对患者进行资料收集(主动且完整介绍自己,正确说明评估目的,引导患者充分回答相关问题,对患者基本资料、现病史资料、既往史资料、家族史资料、心理-行为-社会资料收集完整)	
	5	对患者进行身体评估,正确洗手,用物准备齐全。检查内容主要包括生命体征;面容表情;体位;意识;皮肤黏膜颜色;颈部检查;心脏检查;腹部检查;四肢检查 要求方法及动作正确,检查结果正确,并注意到患者反应及适时安慰,对检查结果能正确解释,且记录完整	
	7	静脉血标本采集技术(见基础护理学“静脉血标本采集技术”评分标准)	
	5	正确判断患者的护理问题,指出相关因素	
	7	确定护理方案,积极配合抢救:正确摆放体位;安慰患者;鼻导管吸氧(见基础护理学“鼻导管吸氧”评分标准);心电监护;建立静脉输液通路,遵医嘱用药;安慰患者;巡视及做好护理记录	
	5	指出病情观察的主要内容:观察患者体重的变化,食欲,腹泻及次数;患者的颈部情况、甲状腺肿大的程度、质地、有无压痛、结节,判断有无呼吸困难的发生;避免诱因,生命体征的变化,神志情况,判断有无甲状腺危象的发生	

续表 6-6

评价内容	分值	技术实施要点	存在问题
2. 能力 (40 分)	6	对患者及家属进行健康指导: (1)生活指导,用药指导和心理 (2)疾病知识指导,指导患者自我观察症状,每日清晨起床前自测脉搏,定期测量体重 (3)饮食指导,制订个体化饮食计划 (4)用药指导,患者和家属做到:①遵医嘱用药,不可自行减量或停服。②了解药物的疗效及不良反应。③服用碘剂时,掌握准确剂量,并观察中毒及过敏反应	
3. 素质 (10 分)	5	能正确运用个体化沟通策略与技巧,语言规范,充分体现人文关怀理念	
	5	团队成员共同探讨情景设计,分工协作,平等尊重,互相帮助,配合默契,在规定时间内共同参与完成各项实验任务	
4. 提问 (10 分) (1 ~2 个问题)	5		
	5		
5. 总分	100		

五、选择题

1. 甲状腺功能亢进最多见的原因是(　　)
   A. 多结节性毒性甲状腺肿　　B. 弥漫性毒性甲状腺肿
   C. 毒性腺瘤　　D. 甲状腺癌
   E. 碘甲亢
2. 甲状腺功能亢进患者浸润性突眼下列描述中哪项不妥(　　)
   A. 眼内异物感　　B. 视物模糊或复视
   C. 流泪　　D. 易致角膜炎或角膜溃疡
   E. 突眼程度往往双侧对称
3. 甲状腺功能亢进患者的饮食原则是(　　)
   A. 高蛋白、高热量、高维生素饮食　　B. 低蛋白、高热量、高维生素饮食
   C. 低糖、低脂、高蛋白、高纤维饮食　　D. 低糖、低脂、低蛋白、高纤维饮食
   E. 高蛋白、高糖、高维生素、高钠饮食
4. 蒋某,男,35 岁。将于下月底做甲状腺摄碘率测定,护士嘱其在检查前 1 个月应禁食的食物是(　　)
   A. 河鱼　　B. 白菜
   C. 土豆　　D. 紫菜

E. 鸡蛋

5. 沈某,女,29 岁。怀孕 20 周,诊断为甲状腺功能亢进症,禁止使用的治疗是(　　)

A. 手术治疗

B. 抗甲状腺药物治疗

C. ^{131}I 治疗

D. 复方碘口服溶液治疗

E. β 受体阻滞剂治疗

六、选择题答案

1. B　2. E　3. A　4. D　5. C

七、评判性思考

夏某,男,56 岁。患者于 1 年前无明显诱因出现怕热、乏力、多食善饥、体重下降,在当地医院诊断为甲状腺功能亢进症。服用甲巯咪唑治疗,每天 30 mg,症状明显好转。2 个月前因皮肤瘙痒,自行停用抗甲状腺药物。3 d 前出现咳嗽、咳痰,无发热,未进行任何诊治。5 h 前出现呼吸困难、神志不清、大汗淋漓,急诊入院至 ICU 进行抢救。患者配偶及子女健在,家庭关系和睦。家属及患者对服用抗甲状腺药物的注意事项不甚了解。

身体评估:T 39 ℃,P 150 次/min,R 26 次/min,BP 110/60 mmHg。意识不清;皮肤潮红,甲状腺Ⅲ度肿大,质韧,局部可闻及持续性吹风样杂音。左肺下部可闻及干、湿啰音。心率 150 次/min。腹平软,肝脾未触及。双下肢无水肿。双侧腱反射对称,病理征未引出。

实验室及其他检查:甲状腺功能三项示 FT_3 18.28 pmol/L(3.2 ~ 9.2 pmol/L)、FT_4 55.83 pmol/L(8.5 ~ 26.5 pmol/L)、TSH 0.18 mIU/L(0.25 ~ 4.5 mIU/L),X 射线胸片:左肺下叶炎症。

分析以下问题:

(1)该患者可能的医疗诊断是什么?

(2)如何对患者进行治疗护理和健康宣教?

(3)列出并完成 3 项护理临床操作。

(袁　举)

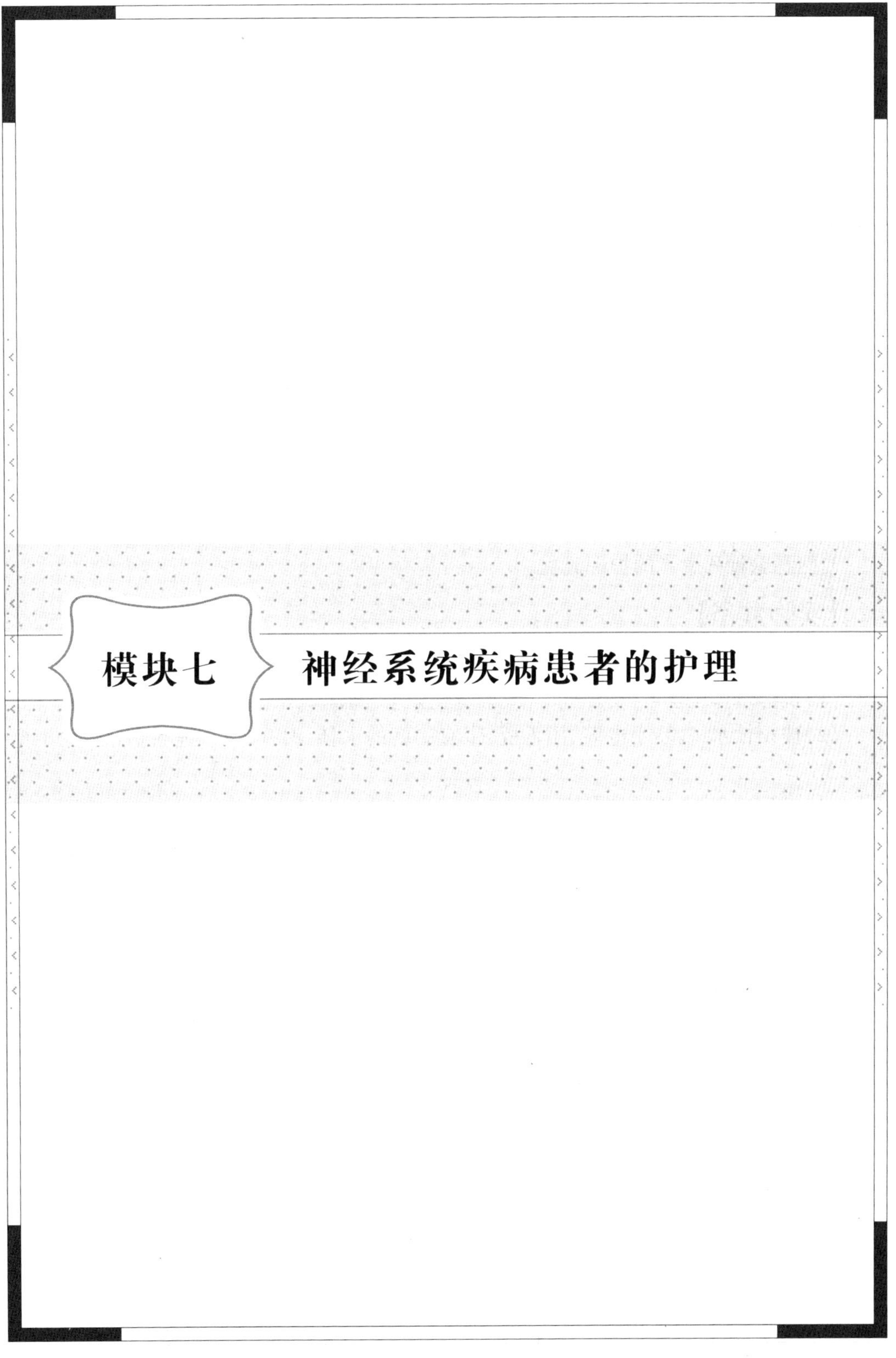

模块七 神经系统疾病患者的护理

项目一　脑梗死患者的护理

【实验学时】

2 学时。

【实验类型】

综合型实验。

【学习目标】

1. 能应用临床思维的方法对脑梗死患者进行急诊救治配合及护理评估，分析病情，采取护理措施。

2. 正确指导偏瘫患者进行抗痉挛体位的摆放；指导有吞咽障碍的患者正确进食进水。

3. 熟悉脑梗死患者的护理流程。

【实验准备】

1. 物品准备

(1)抗痉挛体位摆放：支撑枕 2 个、翻身枕 2 个、圈枕 2 个、翻身卡、快速手消液。

(2)洼田饮水试验：手电筒、压舌板、带有刻度的水杯、温开水、快速手消液、餐巾纸、记录本。

(3)操作流程表；操作评分表。

2. 学生课前准备　每实验小班学生平均分成4 组，选出组长1 人。课前通过复习、查阅文献等小组学习，强化脑梗死患者急救处理的相关知识及并发症的预防。

【情境案例】

患者，张某，男，66 岁，于早晨 7:00 起床时突然出现右侧上下肢完全不能活动，言语不能、口角歪斜，能听懂家人谈话。无头痛、头晕、恶心、呕吐，无复视及意识不清。家人急拨打 120，于 8:30 将患者送至某院急诊科，急诊值班医师 8:32 接诊，查意识清，双瞳孔等大等圆，直径 3 mm，对光反射灵敏，右侧上下肢肌力 0 级，左侧肌力 5 级，言语不能，口角歪斜，NIHSS 评分 12 分，既往高血压病史 10 余年，未规律服用降压药及监测血压。3 年前患者曾出现突发右侧肢体无力，诊断为急性脑梗死，经治疗后右侧肢体肌力恢复正常，未遗留后遗症。急查血常规、电解质、肝肾功能、凝血全套，急查头颅 CT。8:55 CT 结果示：左顶叶低密度软化灶，余未见异常。检验结果均无明显异常。考虑脑梗死超早期，发病在 3 h 内，有静脉溶栓适应证，无绝对禁忌证。患者体重 70 kg，于 9:08 开始给予阿替普酶 63 mg 静脉溶栓治疗，先静脉注射 6.3 mg，余 56.7 mg 静脉泵入。溶栓治疗20 min 后患者言语恢复正常，右上肢可上抬但不能过肩，右下肢仍不能活动，10:08 溶栓结束。

患者右上肢可勉强抬高过肩，肌力 3 级，右下肢肌力 1 级。发病以来，患者精神较差，饮水有呛咳。

入院查体：T 36.2 ℃，P 80 次/min，R 20 次/min，BP 150/90 mmHg。心肺腹部无阳性体征。

神经系统：意识清楚，言语欠流利，查体合作。时间、地点、人物定向力正常，计算力、记忆力正常。双侧瞳孔等大等圆，直径 3 mm，对光反射灵敏，双侧眼球各方向运动到位。双侧额纹对称，双侧鼻唇沟对称。咽反射存在，软腭上抬稍差，伸舌居中。左侧肢体肌力 5 级，右侧上肢肌力 3 级，下肢肌力 1 级，右侧肌张力减低，饮水时有呛咳。辅助检查：血常规、肝肾功能及电解质、凝血全套、血气分析均未见异常，尿常规正常。血脂全套：三酰甘油 2.08 mmol/L。遵医嘱继续对症治疗。

入院诊断：①急性脑梗死（左侧额叶、顶叶）；②陈旧性脑梗死（左顶叶）；③高血压病（3 级，极高危）；④高甘油三酯血症。

【实验内容与步骤】

一、案例讨论

1. 讨论

（1）脑梗死常见的危险因素有哪些？根据此病例，静脉溶栓的依据是什么？

（2）患者目前存在的护理风险有哪些？如何对患者进行护理评估？

（3）根据患者病情，应采取哪些护理措施？

2. 请模拟以下情境并分析问题。

情境一：3 月 2 日早晨 7 点，张爷爷起床时突感右侧肢体不能活动，说话不清，无法表达，老伴发现其口角歪斜，流口水，立即拨打 120 电话，院前急救医护人员接诊后立即出诊，并在急救车上进行了简单的处理。

练习：护生必须尽快完成评估、处理紧急情况、正确安全转运患者，并及时和家属有效沟通。

操作：学生为主体。分组情况：6 人 1 组；角色扮演：张爷爷、妻子、急诊医师、急诊护士甲、急诊护士乙、救护车司机；场地：家庭及急救车。

主要内容：急诊处理及安全有效转运患者。

教师（以指导为主）：整个过程中教师以引导为主，观摩学生操作及动作正确与否情况，包括急救意识、风险意识、有效沟通等，分析并制订进一步护理计划。

情境二：急救车运送患者到达急救中心，卒中专科护士接诊，卒中医师快速评估，护士迅速采集血标本送检，陪同做 CT 检查，与患者家属有效沟通，紧急给予静脉溶栓，观察病情并做好护理记录，协助办理急诊入院等。

练习任务：正确完成急诊接诊评估、神经系统评估检查、医护紧密合作、制订护理计划、协助患者检查，做好病情观察。

操作：学生为主体。分组情况：4 ~ 6 人；角色扮演：张爷爷、妻子、卒中专科护士、卒中专科医生、急诊科护士；场地：实验室（模拟病房）。

教师（示范+引导）：尤其是卒中早期症状识别、判断及配合医生争分夺秒，采取紧急处理措施，为静脉溶栓赢得宝贵时机，缩短患者到达急诊至用上静脉溶栓药物（DNT）的时间。此外,教师示范神经系统评估检查手法及主要内容,学生观摩练习。

情景三:张爷爷住院期间,责任护士小王经常与其聊天,对张爷爷的病情了如指掌。与其主管医生、营养师、康复师一起为张爷爷查房;抽时间对张爷爷进行脑梗死危险因素及疾病知识的宣教,抗痉挛体位摆放、如何预防误吸等,并告知其出院后饮食及锻炼注意事项,复查时间等。

练习任务:多学科团队制订康复计划,鼓励并协助张爷爷一起树立战胜疾病的信心。

操作:学生为主体。分组情况:6 人;角色扮演:张爷爷、妻子、责任护士、主管医生、康复师、营养师。场地:实验室(模拟病房)。

为患者实施有效的疾病健康指导,包括康复手法,锻炼技巧,饮食护理,预防压疮、跌倒、误吸及下肢深静脉(DVT)形成,用药指导等内容。

教师(以指导为主):通过观摩学生操作,点评和讨论患者康复指导及护理情况,护理措施的完整性和全面性,指导学生正确实施照护。

二、学生分组

每组选 5 名学生进行角色扮演,1 名医生,2 名护士,1 名患者,1 名患者家属。操作实施结束后学生代表发言,教师点评分析。

三、技能训练

(一)抗痉挛体位的摆放

1. 核对患者信息及评估

(1)护士:您好!您叫什么名字?请让我看一下您的腕带。

(2)评估环境。

(3)评估病情:患者意识、四肢肌力、身体移动能力、局部皮肤情况、能否自动保持相应的功能体位;患者有无伤口情况(有无渗血渗液、疼痛情况)、有无引流管等。

2. 准备

(1)患者准备:取合适体位。

(2)环境准备:环境安静、温湿度适宜。

(3)护士准备:着装规范,洗手。

(4)用物准备:支撑枕 2 个、翻身枕 2 个、圈枕 2 个、翻身卡、快速手消毒液。

3. 抗痉挛体位的摆放

(1)告知抗痉挛体位摆放的目的及注意事项,询问是否使用便器。

仰卧位:①头部垫薄枕,抬高患侧肩关节,屈 45°,外展 60°,肩下垫一软枕(比躯体略高约 2 cm);②患肢置于枕上,肘关节伸展位,腕关节背伸位,掌心向上,手指伸展略分开,拇指外展;③患者臀部及大腿外侧置一软枕,膝关节下垫一软枕,轻度屈曲,踝关节背曲,保持 90°,足尖向上。使下肢保持中立位。

健侧卧位:健侧在下,患侧在上。①头部垫枕,患侧上肢伸展位,抬高 90°~100°,使患侧肩胛骨向前向外伸展位,健侧上肢主动位;②患侧前臂旋前,手指外展,掌心向下,放于胸前枕上;③患侧下肢轻度屈髋、屈膝,放于长枕上,患侧踝关节不能内翻,悬在枕头边缘,防止足内翻下垂。

患侧卧位:患侧在下,健侧在上。①头部垫枕,患臂外展前伸旋后,患肩向前拉出,保持患侧上肢向上提高 60°~90°,肘伸展,掌心向上;②患侧下肢轻度屈髋、屈膝放在床上,使躯干与床面呈直角或≤90°,背后垫一翻身枕;③健侧上肢自然摆放,健腿屈髋屈膝向前放于长枕上。

4. 注意事项

(1)仰卧位摆放的注意事项:仰卧位枕头不宜过高,以防因屈颈而强化患者的痉挛模式;足摆放呈中立位,足底不放置任何东西,避免被子压在患足上,或者穿上矫形器预防足下垂。另外,仰卧位易受紧张性反射的影响,极易发生异常反射活动,从而强化患者的痉挛模式,应尽量缩短仰卧位的时间或者与其他体位交替使用。

(2)健侧卧位摆放的注意事项:健侧卧位避免了患侧肩关节直接受压,减少了局部关节的损伤,但是限制了健侧肢体的主动活动。患侧手腕呈背伸位,避免手屈曲在枕头边缘。患足不能内翻悬于枕头边缘,以免足内翻下垂。

(3)患侧卧位摆放的注意事项:患侧卧位是所有体位中最重要的体位,可以增加患侧的感觉刺激,促进本体感觉输入、对抗患侧肢体痉挛、利于健侧手的活动;患侧卧位躯干应稍后仰,患肩轻轻向前拉出,避免受压和后缩。患侧腕及手指充分打开放松,不建议在手中抓握物品。

(二)洼田饮水试验法

1. 评估

(1)核对患者信息。

护士:您好,您叫什么名字?请让我看一下您的腕带。

(2)评估环境;评估患者意识、病情、吞咽功能及配合能力等。

2. 准备

(1)患者准备:取合适体位。

(2)环境准备:环境安静、温湿度适宜。

(3)护士准备:着装规范,洗手。

(4)用物准备:手电筒、压舌板、带有刻度的水杯、温开水、快速手消毒液、餐巾纸、记录本。

3. 洼田饮水试验

(1)告知试验的目的及注意事项,协助患者采取端坐位并放松。

(2)检查者将示指横至于患者甲状软骨上缘,嘱患者做吞咽动作。当确认喉头随吞咽动作上举,越过示指后复位,即判定完成一次吞咽动作。当患者诉口干难以吞咽时,可在其舌面上滴注少许水,以利于吞咽。

(3)具体操作:患者取坐位、颈部放松。用水杯盛温水 30 mL,让患者如平常一样喝下,注意观察患者饮水经过,并记录时间。

饮水经过可分为 5 种情况:①一次喝完,无呛咳(根据计时又分为:5 s 之内喝完;5 s 以上喝完);②2 次以上喝完,无呛咳;③一次喝完,有呛咳;④2 次以上喝完,有呛咳;⑤呛咳多次发生,不能将水喝完。

(4)计算 30 s 内完成的次数。健康成人至少能完成 5~8 次。如果少于 3 次/30 s,即提示需要进一步检查。

(5)处理用物:医疗废物、生活垃圾分类处置,治疗车用消毒毛巾擦拭,洗手。

(6)评定结果:

1级(优):能顺利地1次将水咽下,无呛咳。

2级(良):分2次以上,能不呛咳地咽下。

3级(中):能1次咽下,但有呛咳。

4级(可):分2次以上咽下,但有呛咳。

5级(差):频繁呛咳,不能全部咽下。

4. 评定

正常:1级,5 s之内。

可疑:1级,5 s以上或2级。

异常:3~5级。

5. 疗效判断标准

治愈:吞咽障碍消失,饮水试验评定1级。

有效:吞咽障碍明显改善,饮水试验评定2级。

无效:吞咽障碍改善不显著,饮水试验评定3级以上。

6. 注意事项

(1)要求患者意识清楚并能够按照指令完成试验。

(2)不需要告诉患者正在做测试,防止情绪紧张。

(3)饮水量要准确。

四、评分标准

见表7-1~表7-4。

表7-1 脑梗死患者护理评分标准

姓名:__________ 总得分:__________

评价内容	分值	技术实施要点	存在问题
1. 知识(40分)	2	脑梗死的概念	
	4	脑梗死的症状、体征;早期识别、急诊救治绿色通道抢救配合	
	3	脑梗死的影像学、实验室及其他检查结果	
	3	脑梗死的诊断要点、治疗要点	
	3	脑梗死介入治疗的护理配合	
	3	脑梗死所致"运动障碍"的原因和护理措施	
	3	脑梗死患者"有窒息的危险"护理诊断的相关因素和护理措施	
	4	脑梗死患者的饮食护理、吞咽障碍患者进食指导	
	3	脑梗死患者抗痉挛体位摆放的目的及意义	
	3	脑梗死患者发病的危险因素、二级预防等健康教育	
	3	脑梗死患者预防压疮、预防跌倒坠床的指导	
	3	脑梗死患者的观察与护理	
	3	脑梗死患者并发症的预防	

续表 7-1

评价内容	分值	技术实施要点	存在问题
2. 能力 (40 分)	5	对患者或家属进行资料收集(主动且完整介绍自己,正确说明评估目的,引导患者或家属充分回答相关问题,对患者基本资料、现病史、既往史、家族史、心理-行为-社会资料收集完整)	
	5	对患者进行身体评估,正确洗手,用物准备齐全。检查内容主要包括:生命体征;肢体活动能力;吞咽能力(见本节表 7-2 洼田饮水试验法操作评分标准);意识;瞳孔大小及对光反应;体位;语言沟通能力;颈部血管;心脏检查;神经系统检查;脊柱及四肢检查等 要求方法及动作正确,检查结果正确,并注意到患者反应及适时安慰,对检查结果能正确解释,且记录完整	
	7	抗痉挛体位摆放(见本节表 7-3、表 7-4 抗痉挛体位摆放技术评分标准)	
	5	正确判断患者的护理问题,指出相关因素	
	7	确定护理方案,积极配合抢救:正确摆放体位;安慰患者;鼻导管吸氧及心电监护(见基础护理学"鼻导管吸氧"评分标准和急危重症护理学"心电监护"评分标准);建立静脉输液通路,遵医嘱用药;安慰患者;巡视及做好护理记录	
	5	指出病情观察的主要内容:意识情况,瞳孔大小及对光反应;生命体征的观察;肢体活动及语言能力;溶栓后有无出血征兆;观察患者的呼吸频率、节律、幅度,有无牙龈、口腔、泌尿系统或呼吸系统等出血征兆等表现	
	6	对患者及家属进行健康指导: (1)疾病预防指导,按时服药、戒烟限酒,预防复发 (2)疾病知识指导,制订个体化锻炼计划,正确指导患者监测血压、血脂及血糖等 (3)饮食指导,制订低盐低脂低糖饮食计划;患者和家属做到:①了解二级预防的目的、必要性及注意事项。②严格遵医嘱用药。③定期复查	
3. 素质 (10 分)	5	能正确运用个体化沟通策略与技巧,语言规范,充分体现人文关怀理念	
	5	团队成员共同探讨情景设计,分工协作,平等尊重,互相帮助,配合默契,在规定时间内共同参与完成各项实验任务	
4. 提问 (10 分) (1 ~2 个问题)	5		
	5		
5. 总分	100		

表 7-2　洼田饮水试验法操作评分标准

姓名：__________　　　　总得分：__________

评价内容	分值	技术实施要点	评分等级					存在问题
			Ⅰ	Ⅱ	Ⅲ	Ⅳ	Ⅴ	
1. 操作前评估（20 分）	10	全身评估：评估患者意识、瞳孔、吞咽功能、病情、年龄等；向患者解释洼田饮水试验的目的及重要性，取得患者配合	10	8	6	4	2	
	10	专科评估：洼田饮水试验的目的；饮水呛咳的程度；口腔黏膜是否完整及咽部有无红肿	10	8	6	4	2	
2. 操作步骤（70 分）	5	仪表端庄，洗手，戴口罩。物品齐全：手电筒，压舌板，带有刻度的水杯，温开水，快速手消毒液，餐巾纸，记录本	5	4	3	2	1	
	10	推治疗车至患者床旁，评估环境，核对患者姓名、床号；解释操作的目的、注意事项及配合的技巧	10	8	6	4	2	
	10	用手电筒观察患者口腔黏膜是否有溃疡，咽部是否有红肿	10	8	6	4	2	
	20	患者取端坐位，操作者站立于患者右侧 倒取饮温开水 30 mL，嘱患者饮下，观察咽下 30 mL 温开水所需时间及是否有呛咳 观察患者吞咽情况	20	16	12	8	4	
	20	评定结果： Ⅰ级（优）：能顺利 1 次将水咽下 Ⅱ级（良）：分 2 次以上，能不呛咳咽下 Ⅲ级（中）：能 1 次咽下，但有呛咳 Ⅳ级（可）：分 2 次以上咽下，但有呛咳 Ⅴ级（差）：频繁呛咳，不能全部咽下	20	16	12	8	4	
	5	整理用物，洗手，填写记录本 操作结束，将治疗车推回原处						
3. 提问（10 分）（1～2 个问题）	5		5	4	3	2	1	
	5		5	4	3	2	1	
4、总分	100		100	80	60	40	20	

评分等级：Ⅰ级表示操作熟练、规范，无缺项，与患者沟通自然，语言通俗易懂；Ⅱ级表示操作熟练、规范，有 1～2 处缺项，与患者沟通不够自然；Ⅲ级表示操作欠熟练、规范，有 2～3 处缺项，与患者沟通较少；Ⅳ级表示操作欠熟练、规范，4 处以上缺项，与患者没有沟通；Ⅴ级表示操作混乱、无序

表 7-3　抗痉挛体位摆放技术——患侧卧位摆放技术评分标准

姓名:＿＿＿＿＿　　总得分:＿＿＿＿＿

评价内容	分值	技术实施要点	评分等级					存在问题
			Ⅰ	Ⅱ	Ⅲ	Ⅳ	Ⅴ	
1. 操作前评估(15 分)	5	全身评估:评估患者意识、瞳孔、生命体征、病情、年龄等,向患者解释抗痉挛体位摆放的目的及重要性,取得患者配合	5	4	3	2	1	
	10	专科评估: (1)四肢肌力肌张力情况、身体移动能力、局部皮肤情况、能否自动保持相应的功能体位,是否需协助 (2)患者有无伤口情况(有无渗血渗液、疼痛情况)、有无引流管等	10	8	6	4	2	
2. 操作步骤(65 分)	5	洗手(口述),核对医嘱,推治疗车至患者床旁,核对患者信息,告知注意事项及配合的技巧	5	4	3	2	1	
	20	患侧卧位:患侧在下,健侧在上 先将身体移向健侧:健侧下肢屈曲、插入患膝下、下滑至足根、抬起、移向健侧→健侧下肢屈曲、健肘撑床、同时用力移动臀部、再将肩、头向同方向移动	20	16	12	8	4	
	10	协助向患侧翻身:Bobath 握手(十指交叉,患手拇指在上),翻身→观察皮肤完好→拿软枕垫后背	10	8	6	4	2	
	20	上肢:患肩向前拉出,避免受压和后缩,肘与腕均伸直,掌心向上,手指伸展 下肢:拿软枕→健腿屈髋屈膝向前放于枕上→患腿轻度屈曲→踝关节中立位	20	16	12	8	4	
	5	整理用物,洗手(口述),填写翻身卡。操作结束,将治疗车推回原处,记录(口述),举手示意,操作结束	5	4	3	2	1	
	5	关爱患者,有效沟通,体现人文关怀,操作熟练,动作规范,交代注意事项及健康教育 操作时间:7 min	5	4	3	2	2	

续表 7-3

评价内容	分值	技术实施要点	评分等级					存在问题
			Ⅰ	Ⅱ	Ⅲ	Ⅳ	Ⅴ	
3. 指导患者（10 分）	5	指导患者在体位摆放时放轻松，平静深呼吸，偏瘫上肢肘关节尽量伸直，手掌向上，偏瘫下肢膝关节略为弯曲，臀部伸直	5	4	3	2	1	
	5	告知患者摆放患侧卧位的治疗意义，有助于诱发早期的主动运动，防止痉挛，是首选推荐的体位	5	4	3	2	1	
4. 提问（1 ~2 个问题）（10 分）	5		5	4	3	2	1	
	5		5	4	3	2	1	
5. 总分	100		100	80	60	40	20	

评分等级：Ⅰ级表示操作熟练、规范，无缺项，与患者沟通自然，语言通俗易懂；Ⅱ级表示操作熟练、规范，有 1 ~2 处缺项，与患者沟通不够自然；Ⅲ级表示操作欠熟练、规范，有 2 ~3 处缺项，与患者沟通较少；Ⅳ级表示操作欠熟练、规范，4 处以上缺项，与患者没有沟通；Ⅴ级表示操作混乱、无序

表 7-4　抗痉挛体位摆放技术——仰卧、健侧卧位摆放技术评分标准

姓名：__________　　　　总得分：__________

评价内容	分值	技术实施要点	评分等级					存在问题
			Ⅰ	Ⅱ	Ⅲ	Ⅳ	Ⅴ	
1. 操作前评估（10 分）	5	全身评估：评估患者意识、瞳孔、生命体征、病情、年龄等，向患者解释抗痉挛体位摆放的目的及重要性，取得患者配合	5	4	3	2	1	
	5	专科评估： (1)四肢肌力肌张力情况、身体移动能力、局部皮肤情况、能否自动保持相应的功能体位，是否需协助 (2)患者有无伤口情况（有无渗血渗液、疼痛情况）、引流管等	5	4	3	2	1	
2. 操作步骤（70 分）	5	洗手（口述），核对医嘱，推治疗车至患者床旁，核对患者信息，告知注意事项及配合的技巧	5	4	3	2	1	

续表 7-4

评价内容	分值	技术实施要点	评分等级					存在问题
			Ⅰ	Ⅱ	Ⅲ	Ⅳ	Ⅴ	
2. 操作步骤（70 分）	20	患侧卧位： (1)头部垫枕，患臂外展前伸旋后，患肩向前拉出，保持患侧上肢向上提高 60°～90°，肘伸展，掌心向上 (2)患侧下肢轻度屈髋、屈膝放在床上，使躯干与床面呈直角或略≤90°，背后垫一翻身枕 (3)健侧上肢自然摆放，健腿屈髋屈膝向前放于长枕上	20	16	12	8	4	
	20	仰卧位： (1)头部垫薄枕，抬高患侧肩关节，屈 45°，外展 60°，肩下垫一软枕（比躯体高约 2 cm），患肢置于枕上，肘关节伸展位，腕关节背伸位，掌心向上，手指伸展略分开，拇指外展 (2)患者臀部及大腿外侧置一软枕，使下肢保持中立位，膝关节下垫一软枕，轻度屈曲，踝关节背曲，保持 90°，足尖向上	20	16	12	8	4	
	20	健侧卧位： (1)头部垫枕，患侧上肢伸展位，抬高 90°～100°，使患侧肩胛骨向前向外伸位，健侧上肢主动位 (2)前臂旋前，手指外展，掌心向下，放于胸前枕上 (3)患侧下肢轻度屈髋、屈膝，放于长枕上，患侧踝关节不能内翻悬在枕头边缘，防止足内翻下垂	20	16	12	8	4	
	5	整理用物，洗手（口述），填写翻身卡。（操作结束，将治疗车推回原处）记录（口述）举手示意，操作结束 操作时间：7 min	5	4	3	2	1	
3. 指导患者（10 分）	5	指导患者在体位摆放时放轻松，平静深呼吸，偏瘫上肢肘关节尽量伸直，手掌向上，偏瘫下肢膝关节略为弯曲，臀部伸直	5	4	3	2	1	
	5	告知患者体位摆放的治疗意义，可预防或减轻痉挛和畸形的出现；保持躯干和肢体功能状态；预防并发症及继发性损害的发生	5	4	3	2	1	

续表 7-4

评价内容	分值	技术实施要点	评分等级					存在问题
			Ⅰ	Ⅱ	Ⅲ	Ⅳ	Ⅴ	
4. 提问 (1 ~2 个问题) (10 分)	5		5	4	3	2	1	
	5		5	4	3	2	1	
5. 总分	100		100	80	60	40	20	

评分等级:Ⅰ级表示操作熟练、规范,无缺项,与患者沟通自然,语言通俗易懂;Ⅱ级表示操作熟练、规范,有1 ~2 处缺项,与患者沟通不够自然;Ⅲ级表示操作欠熟练、规范,有 2 ~3 处缺项,与患者沟通较少;Ⅳ级表示操作欠熟练、规范,4 处以上缺项,与患者没有沟通;Ⅴ级表示操作混乱、无序

五、选择题

1. 关于急性期脑卒中患者的抗痉挛体位,下列说法错误的是(　　)
   A. 仰卧位易出现异常反射活动
   B. 取健侧卧位时,患侧肩胛带充分前伸
   C. 手中握圆筒状毛巾,预防掌指关节、指间关节发生屈曲挛缩
   D. 足底不放任何支撑物
   E. 目的是预防或减轻以后易出现的痉挛模式
2. 以下哪项不是痉挛的特殊表现(　　)
   A. 巴宾斯基反射　　B. 阵挛
   C. 去大脑强直　　D. 折刀样反射
   E. 紧张性迷路反射
3. 大多数偏瘫患者的痉挛模式为(　　)
   A. 上下肢均为屈曲痉挛模式
   B. 上下肢均为伸展痉挛模式
   C. 上肢为屈曲痉挛模式,下肢为伸展痉挛模式
   D. 上肢为伸展痉挛模式,下肢为屈曲痉挛模式
   E. 上下肢软瘫
4. 偏瘫患者急性期被动运动要特别注意不要损伤(　　)
   A. 肩关节　　B. 肘关节
   C. 膝关节　　D. 踝关节
   E. 腕关节
5. 对患者进行被动运动不恰当的是(　　)
   A. 从小关节到大关节　　B. 关节全范围活动
   C. 多做与挛缩倾向相反的活动　　D. 缓慢进行
   E. 尽早康复运动
6. 洼田饮水试验方法分几级(　　)

A.4 级　　B.5 级
C.6 级　　D.7 级
E.3 级

7.洼田饮水试验优点是(　　)
A.明确不同程度的吞咽功能障碍
B.给予相应的护理干预
C.避免不必要的留置胃管
D.及早留置鼻胃管鼻饲能有效减少肺部感染的发生率
E.明确失语的原因

8.洼田饮水试验后,经过治疗,吞咽障碍消失,可评为几级(　　)
A.4 级　　B.2 级
C.1 级　　D.3 级
E.5 级

9.需开展洼田饮水试验的疾病原因是(　　)
A.脑卒中并发症　　B.吞咽障碍
C.脱水、营养不良　　D.肺部感染、窒息甚至死亡
E.意识障碍

六、选择题答案

1.C　2.E　3.C　4.A　5.A　6.B　7.A　8.C　9.B

七、评判性思考

患者,男,67 岁。以"突发左侧肢体无力伴言语不清 2.5 h"为主诉平车入院。2.5 h 前突然出现言语不清、左侧肢体无力,表现为站立不能,伴言语含糊不清,饮水频繁呛咳,流涎、口角右歪、恶心、呕吐,无大小便失禁。既往有浅表性胃炎 40 余年,平素间断口服"奥美拉唑"治疗。高血压 10 年,间断服药,具体服药不详。

身体评估:T 36.7 ℃,P 84 次/min,R 0 次/min,BP 145/92 mmHg。查体:神志清,精神欠佳,双侧瞳孔等大等圆,对光反射灵敏,构音障碍,左上肢肌力 1 级,左下肢肌力 1 级。四肢腱反射未引出,双侧巴宾斯基征、双侧 Pussep 征均阳性。

实验室及其他检查:急查心电图示心房颤动。血常规、肝肾功能、电解质、凝血功能、心肌酶、肌钙蛋白均未见明显异常,BNP 示 2 300 pg/mL。头颅 CT 示未见脑出血。MRI 示右侧颞岛叶、延髓急性脑梗死。MRA 示双侧大脑后动脉局限性狭窄。

分析以下问题:

(1)请列出该患者可能的医疗诊断。目前急需采取哪项急救治疗?

(2)应如何指导患者进行肢体功能锻炼?

(3)吞咽障碍的护理措施有哪些?如何预防下肢深静脉血栓形成?

(王爱霞)

项目二　脑出血患者的护理

【实验学时】

2 学时。

【实验类型】

综合型实验。

【学习目标】

1. 能够运用评判性思维、综合思维能力解决脑出血患者常见护理问题，针对性给予指导。

2. 正确指导患者进行肢体功能锻炼、良肢位摆放及应对各种心理问题。

3. 熟悉脑出血疾病患者的连续康复护理流程。

【实验准备】

1. 物品准备　氧气吸入装置、听诊器、吸痰装置、静脉输液装置、神经系统评估装置、平车或轮椅、模拟电话或手机、各种操作记录表格等。

2. 学生课前准备　每实验小班根据学生人数平均分成若干组(每组 5 ~7 名学生)，选出组长 1 人。课前通过复习、查阅文献等小组学习强化脑出血患者急救处理的相关知识。

【情境案例】

李某，男性，82 岁。2 h 前用力排便时突然感到右侧肢体麻木无力，伴有言语不清，右侧口角下垂并伴有流涎，小便失禁，并出现头晕、头痛、恶心、呕吐。随即由社区转入医院，入院时患者处于昏迷状态。发病来精神差，饮食困难，睡眠较多，大小便正常，体重减轻。既往有“高血压病”30 余年，血压最高时达 190/110 mmHg，近 1 年来应用“厄贝沙坦”每日 1 片(75 mg)，血压基本控制在正常范围。有“糖尿病”史 15 年。无“冠心病”病史，无“肝炎”“结核”等传染病史。5 年前因“胆囊结石”行“胆囊切除术”，3 年前因外伤致右侧股骨骨折，行“切开复位内固定术”，无输血史。对“青霉素”过敏，表现为皮疹伴瘙痒。体格检查：T 36.5 ℃，P 76 次/min，R 19 次/min，BP 130/80 mmHg。神志模糊，双侧瞳孔等大等圆，直径 4 mm，对光反射迟钝，右侧鼻唇沟变浅，口角流涎，口角左偏，右侧肢体肌力减低，肌力 0 级，生理反射消失；肌张力稍高，Ashworth 分级Ⅱ级，上田氏分级，右上肢 5 级，右手 3 级，右下肢 6 级，右巴宾斯基征(+)，霍夫曼征(-)；左侧肌力、肌张力正常,双侧肱二头肌、肱三头肌反射存在,双侧跟腱、膝腱反射减退,双侧指鼻试验欠稳准,坐位平衡3级,站立位平衡1级。辅助检查:头颅CT示:左侧基底节区出现高密度出血灶,DWI示病灶呈高低混杂信号。经治疗后,患者清醒,情绪不稳定,经常沉默不语,对康复治疗配合不够积极,多为被动接受,易哭。

【实验内容与步骤】

一、案例讨论

1. 讨论分析

(1)患者的发病诱因是什么?

(2)该患者存在的护理问题应如何处理?

(3)如何评估患者存在哪些风险? 如何给予预见性护理?

(4)如何以患者为中心,以家庭为单位实施整体护理?

2. 请模拟以下情景并分析问题。

情景一:上午10点,李爷爷上厕所大便,因排便困难反复用力,突然间出现头晕、脑胀,右侧肢体活动不能,想开口喊老伴一声,却发现说话有些不清楚,甚至无法表达,随即出现口角歪斜,流涎,小便失禁,伴有明显的头晕、头痛、恶心、有呕吐感,随后扑通一声倒地,老伴听到响声立刻打电话给女儿。女儿立即电话联系社区卫生服务中心的值班人员,社区医护人员随即急诊出车,并在车上对患者进行简单的初步抢救和处理。

练习任务:尽快完成评估、处理紧急情况、正确安全转运患者及对家属实施整体护理。

操作:学生为主体。分组情况:7人1组;角色扮演:李爷爷、妻子、社区护士、全科医师、医院护士、医院医师、医院影像学检查人员;场地:家庭及急救车。

主要内容:急诊处理及安全有效转运患者。

教师(以指导为主):整个过程中教师以引导为主,观摩学生操作及动作娴熟情况,以及安全意识、风险意识、整体护理观念,与其他组学生共同探讨情景演练情况及存在问题,分析并制订进一步护理计划。

情景二:见病例资料,需对昏迷偏瘫患者实施住院接诊护理;住院期间,搬动患者至床上时,突然出现躁动不安、两侧瞳孔不等大不等圆,且呼吸忽快忽慢、血压波动较大。

练习任务:正确完成入院评估部分、神经系统评估检查、医护合作问题、制订护理计划、做好病情观察;患者突然出现病情加重,疑似脑疝发作,实习护生在巡视时发现,告知责任护士后紧急处理。

操作:学生为主体。分组情况:4～6人;角色扮演:责任护士、医生、实习护生、李爷爷、妻子、女儿;场地:实验室(模拟病房)。

教师(示范+引导):尤其是关于脑疝先兆观察、识别及处理措施。此外,教师示范神经系统评估检查手法及主要内容,学生观摩练习。

休息10 min,教师与学生讨论、交流。

情景三:李爷爷出院,为保障其顺利、安全出院,责任护士小李负责李爷爷的出院健康宣教，并负责和社区护士小田联系，将李爷爷出院回家的信息电话告知小田，并将病例资料转给其家人携带回社区，交给其全科医生及社区护士。

练习任务：多学科团队制订出院计划，做好出院准备；建立随访制度，保障患者安全转介到社区或家庭。

操作：学生为主体。分组情况：4～6人；角色扮演：李爷爷，妻子，女儿，责任护士、社区护士等；场地：实验室（模拟病房、社区卫生服务站）；为患者实施有效的出院指导，包括康复手法，锻炼技巧，饮食护理，跌倒预防，用药指导等内容，尤其是锻炼方法的指导。

教师（以指导为主）：通过观摩学生操作，与其他组学生共同点评和讨论出院及转介患者情况，评估随访方案完整性和全面性，指导学生如何实施心理护理及照顾者指导。

情景四：出院时，李爷爷病情进展已经得到有效的控制。尽管情绪并不稳定，但是他对回家后的康复和锻炼比较有信心，且抱有较大的期望。出院时他能够利用足踝矫正器和四角拐杖，自行步行一个比较短的距离（少于20步）。而且他始终认为右胳膊上能感觉到中等程度的痉挛和肌肉强直，因此右手经常是紧握状态。在他住院期间，他及妻子已经接受过安全转移和适合运动锻炼项目的指导。此外，李爷爷可以简单地回答一些问题，但是说话不清。

出院回到家庭后，其妻子和女儿对医生的建议和康复师的治疗都非常满意，也一直很配合医生和社区医护人员对他后期康复的要求。但是李爷爷总是表现出比较懒惰的现象，不能做到坚持锻炼，而李太太也称她有时候都忘记了该怎么指导李爷爷做锻炼了，而且她非常担心会伤害她丈夫。在照顾过程中，李爷爷和老伴儿的沟通存在障碍和困难，为此，他们很苦恼。

练习任务：脑卒中患者的居家指导、家庭护理，家庭评估，社会关系重新建立，帮助患者回归家庭与社区。

操作：学生为主体。分组情况：4～6人；角色扮演：李爷爷、照顾者妻子、全科医师、社区护士、社区康复医师）；场地：实验室（模拟家庭环境）；材料准备：社区评估表、社区健康教育材料、信息资源、评估家庭环境等。

教师（以引导为主）：增加讨论环节10 min，组织学生共同针对居家护理内容及要点进行讨论。）

二、学生分组

每组选5～7名学生进行角色扮演，分别扮演护士、患者、患者家属及医生等。操作实施结束后学生代表发言，教师点评分析。

三、技能训练

（一）鼻导管吸氧

具体内容参见模块一中项目一慢性阻塞性肺疾病患者的护理技能训练中的“鼻导管吸氧”。

（二）脑卒中后抑郁评估

1. 评估
(1)核对患者信息。
社区护士:您好,您叫什么名字？请让我看一下您的腕带。
(2)评估患者意识状态和认知功能。
2. 准备
(1)患者准备:端坐位。
(2)护士准备:着装规范,洗手。
(3)用物准备:评估记录本、脑卒中抑郁评估量表。
3. 评估抑郁情况　由社区护士对患者抑郁得分进行评估,避免会引起不舒适的问题或者词语。
4. 整理　整理记录结果。

四、评分标准

见表7-5。

表7-5　脑出血患者护理的评分标准

姓名:__________　　　　总得分:__________

评价内容	分值	技术实施要点	存在问题
1. 知识(40分)	1	脑出血的概念	
	4	脑出血的病因、症状、体征及神经系统检查方法	
	3	脑出血的实验室及影像学检查结果	
	3	脑出血的诊断要点、治疗要点	
	3	脑出血所致“意识障碍”的相关因素和护理措施	
	3	脑出血患者所致脑疝相关护理诊断的评估及护理措施	
	4	脑出血患者所致上消化道出血相关护理诊断及护理措施	
	3	脑出血患者的早期康复护理及功能锻炼	
	3	卒中后抑郁的概念	
	4	卒中后抑郁的心理护理	
	1	脑疝的概念	
	4	脑疝危象的临床表现	
	4	脑疝的紧急处理措施	

续表 7-5

评价内容	分值	技术实施要点	存在问题
2. 能力 (40 分)	5	对患者进行资料收集(主动且完整介绍自己,正确说明评估目的,引导患者充分回答相关问题,对患者基本资料、现病史资料、既往史资料、家族史资料、心理-行为-社会资料收集完整)	
	10	对患者进行身体评估,正确洗手,用物准备齐全。检查内容主要包括:生命体征;面容表情;体位;意识;皮肤黏膜颜色;颈部血管;胸廓及肺部检查;心脏检查;腹部检查;脊柱及四肢检查;神经系统检查。 要求方法及动作正确,检查结果正确,并注意到患者反应及适时安慰,对检查结果能正确解释,且记录完整)	
	5	鼻导管吸氧(见基础护理学"鼻导管吸氧"-评分标准)	
	5	正确判断患者的护理问题,指出相关因素	
	5	确定护理方案,积极配合抢救与护理:正确摆放体位;安慰患者;心电监护;建立静脉输液通路,遵医嘱用药;安慰患者;巡视及做好护理记录	
	5	指出病情观察的主要内容:意识障碍的严重程度、生命体征的变化特点、瞳孔的变化、判断有无脑疝发作的先兆;观察患者食欲及大便情况,血压、面色等,综合判断有无上消化道出血情况	
	5	对患者及家属进行健康指导: (1)疾病预防的指导,避免突然增加血压的各种因素,保持心理平衡,建立健康生活方式,改善便秘,适当运动,保证睡眠 (2)此外,告知患者及家属疾病相关知识、居家护理要点、功能锻炼如桥式运动、翻身训练、语言训练等注意事项;告知其疾病复发先兆和处理办法	
3. 素质 (10 分)	5	能正确运用个体化沟通策略与技巧,语言规范,充分体现人文关怀理念	
	5	团队成员共同探讨情景设计,分工协作,平等尊重,互相帮助,配合默契,在规定时间内共同参与完成各项实验任务	
4. 提问 (10 分) (1~2 个问题)	5		
	5		
5. 总分	100		

五、选择题

1. 脑出血急性期处理的重要环节(　　)

A. 积极准备手术
B. 应用降压药物降血压
C. 早期康复治疗
D. 止血治疗
E. 控制脑水肿,降低颅内压

2. 以下关于脑出血的临床特点不正确的是(　　)

A. 起病常在活动、情绪激动、血压上升时
B. 发病后 24 h 内影像学无明显改变
C. 临床症状以偏瘫多见
D. 多数无 TIA 病史
E. 病情进展较为迅速

3. 患者,男性,58 岁,既往有高血压病史 10 年。某日晚与朋友共进晚餐时,饮白酒约 250 mL,回家后突感头痛剧烈,头晕,呕吐,不能站立,跌倒伴有意识丧失。初步判断该患者最可能发生了(　　)

A. 脑栓塞
B. 脑血栓形成
C. 基底节区脑出血
D. 短暂脑缺血发作
E. 脑梗死

4. 以下关于脑出血发作后的处理措施不妥当的是(　　)

A. 迅速抬患者至床上平卧、抬高头部
B. 保持呼吸道通畅、防止呕吐物误吸
C. 持续高热者可给予头部放置冰袋物理降温
D. 严密观察患者意识状态并紧急联系医生
E. 尽早摆放良肢位

5. 患者,男性,40 岁。突然剧烈头痛伴有呕吐,迅速出现昏迷,急查脑脊液呈均匀一致的血性,以下护理要点不正确的是(　　)

A. 加强监护、保持病房安静
B. 绝对卧床休息 4 ~6 周
C. 头痛、躁动不安者应使用止痛药和镇静药
D. 急性期采取平卧位,头低足高保障脑灌注
E. 绝对卧床休息 1 ~2 周

6. 白爷爷,72 岁,4 h 前走出健身馆时突然出现剧烈头痛、呕吐,稍后昏倒。检查:浅昏迷,体温正常,血压正常,瞳孔左 5 mm、右 2 mm,对光反射左侧消失、右侧正常,面纹对称。四肢运动、感觉反射未见异常。颈项强直,凯尔尼格征(+)。该患者最可能是(　　)

A. 脑出血
B. 脑血栓形成
C. 脑栓塞
D. 蛛网膜下腔出血
E. 脑膜炎

7. 脑出血以内囊出血最常见,其特征性的临床表现为(　　)

A. 同侧偏瘫　　B. 对侧偏瘫
C. 同侧偏盲　　D. 三偏症
E. 交叉性偏瘫

8. 安大爷,80 岁,脑出血入院,出现意识模糊,频繁呕吐。右侧瞳孔大,血压 208/120 mmHg,左侧偏瘫,应禁止使用的护理措施为(　　)

A. 绝对卧床休息,头偏向一侧　　B. 应用脱水,降颅压治疗
C. 遵医嘱降血压　　D. 置瘫痪肢体功能位
E. 协助生活护理,采用灌肠保持大便通畅

六、选择题答案

1. E　2. B　3. C　4. E　5. E　6. A　7. D　8. E

七、评判性思考

丁某,男,68 岁,退休职员。患者 2018 年 10 月 18 日早上约 7:30 起床后摔倒,后背着地(头部未着地),自觉左侧肢体无力,无法站立,伴口齿不清,无头晕、头痛、视物不清、恶心、呕吐,无意识不清、肢体抽搐、二便失禁。家人发现后送医院急诊中心,测 BP 150/88 mmHg,行头颅 CT 平扫提示:多发腔隙性脑梗死。给予奥扎格雷钠、川芎嗪、醒脑静、辛伐他汀片治疗,次日下午 14:20 患者突然出现左侧肢体无力加重,反应迟钝。遂行头颅 MRI+DWI 检查,提示:右侧基底核新鲜梗死灶。为进一步诊治于 2018 年 10 月 19 日 18:00 急诊以“脑梗死”收入院。

分析以下问题:

(1)根据现病史的描述,应该如何总结该患者的主诉?

(2)在下一步的健康史采集中,还应关注哪些关键信息?

(3)该患者体格检查及辅助检查的重点是什么?

(4)当前存在的护理诊断/问题有哪些?

(林蓓蕾)

项目三　癫痫患者的护理

【实验学时】

2 学时。

【实验类型】

综合型实验。

【学习目标】

1. 能够运用评判性思维、综合思维能力解决癫痫患者常见护理问题，针对性给予护理指导。

2. 正确指导患者掌握癫痫发作时紧急处理办法及如何进行应对各种社会心理问题。

3. 熟悉癫痫患者的脑电图特点及不同类型癫痫的病因及发病机制。

【实验准备】

1. 物品准备　氧气吸入装置、听诊器、吸痰装置、静脉输液装置、神经系统评估装置、平车或轮椅、牙垫、模拟电话或手机、其他各种记录表格等。

2. 学生课前准备　每实验小班根据学生人数平均分成若干组（每组 5 ~ 7 名学生），选出组长 1 人。课前通过复习、查阅文献等小组学习强化癫痫大发作及癫痫持续状态急救处理的相关知识。

【情境案例】

张某，男，38 岁。因“发作性抽搐 11 年，频繁再发 1 d”为主诉入院。该患者 11 年前首次发作，首次是夜间睡眠时突发惊叫，继而出现下腹部疼痛、排便排尿感，随后出现双眼上翻、四肢强直、伴有大汗呼之不应，5 ~ 10 s 后意识恢复，20 min 后基本恢复，伴有周身乏力，无天旋地转、胸痛、发热等不适，且患者自己并不能回忆当时的发作经过。10 余年来共发作 4 次，就诊于当地医院诊断为“癫痫”，并给予“卡马西平、苯妥英钠”等药物应用（具体药量不详）。入院前 1 d 无明显诱因出现四肢抽搐，呼吸急促、面色发绀、两眼上翻、呼之不应，症状持续约 1 min 后，抽搐停止，后意识状态慢慢恢复；凌晨再次发作，且持续时间明显延长，发作中伴有尿失禁，发作时还出现愣神频繁发作，白天、晚上均可出现。今为进一步诊治来我院，门诊以“难治性癫痫”收治入院。发病以来，神志一过性丧失，精神可，饮食可，睡眠可，大小便无明显异常，体重无明显减轻。神经系统查体合作，未见明显异常，头颅 MRI 未见明显异常，左侧椎动脉轻度狭窄。

【实验内容与步骤】

一、案例讨论

1. 讨论分析

(1)该患者可能的临床诊断是什么？如需进一步诊断,需进行哪些检查？

(2)该患者存在哪些护理诊断/问题？如何制订护理计划和护理措施？

(3)简述对该患者健康指导的主要内容。

2. 请模拟以下情境并分析问题。

情景一:5 月 10 日上午 10 点,患者接诊时突发意识模糊、大小便失禁;且接诊过程再次出现四肢抽搐、口吐白沫;呼吸急促、口唇发绀。

分析以下问题:

(1)患者发生了什么问题？如何进行抢救处理？

(2)团队成员如何分工协作？

情景二:经过静脉注射地西泮、吸痰、吸氧等紧急处理措施后,患者各项生命体征逐步平稳,意识清醒,尽快完善各项其他检查。

分析以下问题:

(1)此时患者护理的重点是什么？

(2)如何为患者实施心理护理？

(3)如何指导患者及家属有效地应对癫痫大发作？

情景三:因病情需要,经患者及家属同意,行“腰椎穿刺术”。

分析以下问题:

(1)患者行“腰椎穿刺术的”术前护理的重点有哪些？

(2)患者行“腰椎穿刺术的”术后护理的重点有哪些？

二、学生分组

每组选 5 名学生进行角色扮演,2 名护士;1 名患者;1 名患者家属;1 名医生。操作实施结束后学生代表发言,教师点评分析。

三、技能训练

(一)吸痰

1. 评估

(1)核对患者信息。

护士:您好,您叫什么名字？请让我看一下您的腕带。

(2)评估患者意识、呼吸,鼻腔有无出血、鼻黏膜有无糜烂,鼻中隔有无偏曲。

2. 准备

(1)护士准备:着装整齐,洗手,戴口罩。

(2)操作前准用物准备:电动吸引器或中心吸引装置 1 套、无菌吸痰管、无菌手套、纱布、生理盐水 500 mL、听诊器、洗手液、必要时备呼吸气囊。

(3)核对,向患者解释。

3. 吸痰

(1)正确连接吸引装置。中心吸引:安装负压表,安装吸引瓶(瓶内装少许水);电动吸引器:打开电源,储液瓶放少许水,安装储液瓶和安全瓶;连接吸引管。

(2)开启吸引开关,检查性能。

(3)调节负压(成人 40.0 ~53.3 kPa,小儿<40 kPa)。

(4)连接吸痰管,试吸少量生理盐水。

(5)吸痰,一只手反折导管末端,另一只手用无菌血管钳或者戴手套持吸痰管前端,插入口咽部(10 ~15 cm),然后放松导管末端,先吸口咽部的分泌物,再吸气管内的分泌物。吸痰管左右旋转向上提拉,吸痰过程中观察患者生命体征,注意痰的性状、量、颜色等。

(6)根据需要更换吸痰管吸口鼻,去除吸痰管及手套弃于黄色垃圾袋内,用生理盐水冲管,关闭吸引开关,将连接管妥善放置。

4. 整理

(1)再次观察患者生命体征变化,听诊双肺呼吸音。

(2)整理床单位,协助患者舒适体位,并记录。

(3)处理整理用物,归位,洗手。

护士:您好,已经处理过口腔分泌物,一会给您吸上氧气,有助于改善您缺氧的情况,缓解呼吸困难,请不要随意调节氧流量,吸氧时,注意防火、防油、防震、防热,更不要在病房内吸烟,医生会根据检查结果为您做下一步的治疗。

(二)鼻导管吸氧

具体内容参见模块一中项目一慢性阻塞性肺疾病患者的护理技能训练中的“鼻导管吸氧”。

四、评分标准

见表 7-6。

表 7-6　癫痫患者护理的评分标准

姓名:__________　　总得分:__________

评价内容	分值	技术实施要点	存在问题
1. 知识(40 分)	1	癫痫的概念	
	4	癫痫的病因、症状、体征及神经系统检查方法	
	3	癫痫脑电图检查、脑脊液穿刺检查的要点	
	3	癫痫的诊断要点、治疗要点	
	3	癫痫所致“意识障碍”的相关因素和护理措施	
	3	癫痫患者所致安全相关护理诊断的评估及护理措施	
	4	癫痫患者所致窒息护理诊断的相关因素及护理措施	

续表 7-6

评价内容	分值	技术实施要点	存在问题
1. 知识 (40 分)	3	癫痫患者日常生活中发作时的处理措施	
	3	癫痫大发作、小发作的概念	
	4	癫痫患者的心理评估及护理要点	
	1	癫痫持续状态概念	
	4	癫痫持续状态的临床表现	
	4	癫痫持续状态的紧急处理措施	
2. 能力 (40 分)	5	对患者进行资料收集(主动且完整介绍自己,正确说明评估目的,引导患者充分回答相关问题,对患者基本资料、现病史资料、既往史资料、家族史资料、心理-行为-社会资料收集完整)	
	6	对患者进行身体评估,正确洗手,用物准备齐全。检查内容主要包括:生命体征;面容表情;体位;意识;皮肤黏膜颜色;颈部血管;胸廓及肺部检查;心脏检查;腹部检查;脊柱及四肢检查;神经系统检查 要求方法及动作正确,检查结果正确,并注意到患者反应及适时安慰,对检查结果能正确解释,且记录完整	
	5	吸痰(见基础护理学“经鼻/口腔吸痰法”评分标准)	
	4	鼻导管吸氧(见基础护理学“鼻导管吸氧”评分标准)	
	5	正确判断患者的护理问题,指出相关因素	
	5	确定护理方案,积极配合癫痫大发作时的抢救与护理:正确摆放体位;安慰患者;心电监护;建立静脉输液通路,遵医嘱用药;巡视及做好护理记录	
	5	指出病情观察的主要内容:意识障碍的严重程度、生命体征的变化特点、瞳孔的变化、判断是否为癫痫持续状态;判断患者是否有失神发作、癫痫大发作等	
	5	对患者及家属进行健康指导: (1)疾病预防的指导,避免刺激癫痫发作的各种因素,保持心理平衡,建立健康的生活方式,适当运动,保证睡眠 (2)此外,告知患者及家属疾病相关知识、居家护理要点;尤其是告知患者如何积极参与社会活动及注意事项,告知其癫痫发作先兆和处理办法	
3. 素质 (10 分)	5	能正确运用个体化沟通策略与技巧,语言规范,充分体现人文关怀理念	
	5	团队成员共同探讨情景设计,分工协作,平等尊重,互相帮助,配合默契,在规定时间内共同参与完成各项实验任务	

续表 7-6

评价内容	分值	技术实施要点	存在问题
4. 提问 (10 分) (1 ~2 个问题)	5		
	5		
5. 总分	100		

五、选择题

1. 诊断癫痫的主要依据是(　　)
   A. 体格检查　　B. 头颅 X 射线片
   C. 脑 CT　　D. 脑脊液检查
   E. 病史和脑电图
2. 癫痫大发作最具特征的表现是(　　)
   A. 发作性肢体麻木　　B. 发作性意识障碍
   C. 发作性头痛　　D. 发作性偏瘫
   E. 发作性强直,阵挛抽搐及意识障碍
3. 杨先生,24 岁,突然出现意识丧失,全身抽搐,眼球上翻,瞳孔散大,牙关紧闭,大小便失禁,持续约 2 min,此时首选治疗药物是(　　)
   A. 苯妥英钠　　B. 苯巴比妥
   C. 扑米酮(扑痫酮)　　D. 丙戊酸钠
   E. 氯硝西泮
4. 患儿,男,10 岁,有癫痫病史,突然出现意识丧失,跌倒在地,全身肌肉强直、抽搐,该患者目前最主要的护理措施是(　　)
   A. 避免外伤　　B. 不可强力按压肢体
   C. 保持呼吸道通畅　　D. 严密观察意识和瞳孔的变化
   E. 禁用口表测试体温
5. 胡小姐,25 岁,发作性意识丧失,跌倒在地,眼球上翻,口吐白沫急诊入院,治疗 2 周后患者好转,拟今日出院,对其出院健康教育错误的是(　　)
   A. 保持情绪稳定　　B. 避免疲劳、烟酒
   C. 定期查血常规及肝、肾功能　　D. 不可随意增减药物剂量
   E. 自我感觉良好及时停药
6. 患者,16 岁,头颅外伤后出现癫痫症状,经手术治疗后头部外伤治愈,患者癫痫发作可以减药的情况是(　　)
   A. 癫痫发作停止 1 年后　　B. 癫痫发作停止 2 年以上
   C. 脑电图正常后　　D. 服药 2 年以上
   E. 服药后,1 年只发作 1 ~2 次

7. 患者，男，18 岁。体育课时，无明显诱因大叫一声后倒地，伴有四肢肌张力增高、阵挛抽搐，口鼻分泌物明显增多，口唇发绀。持续 20 s 后症状逐渐缓解，小便失禁，逐渐清醒，但醒后精神状态差，意识状态差。请问以下护理要点错误的是（　　）

A. 快速搬动患者至空旷无人地方，保障安全

B. 松开患者衣领、腰带，缓解呼吸困难症状

C. 去除周边危险设备或物品

D. 头下垫软枕，防止出现意外伤害

E. 清醒后及时送医院就诊

六、选择题答案

1. E　2. E　3. A　4. C　5. E　6. B　7. A

七、评判性思考

张某是一名初三学生，一次在上体育课时突然跌倒，全身抽搐，眼球上翻，张口随后猛然闭合，口吐白沫，不停发出呻吟和尖叫，小便失禁，呼之不应。在被送往医院的过程中张某醒来，全身酸痛、疲乏无力，对自己发生的事情全无记忆，入院后体格检查未发现阳性体征。

分析以下问题：

（1）该患者最可能的诊断是什么？诊断的依据是什么？

（2）目前主要存在哪些护理问题？

（3）该患者发作时，护士应采取哪些护理措施？

（林蓓蕾）